# THE
# PERIO-IMPLANT
# SURGEON'S BIBLE

# 新时代牙周外科

## —从切开缝合起步，在显微镜下提升手术技法—

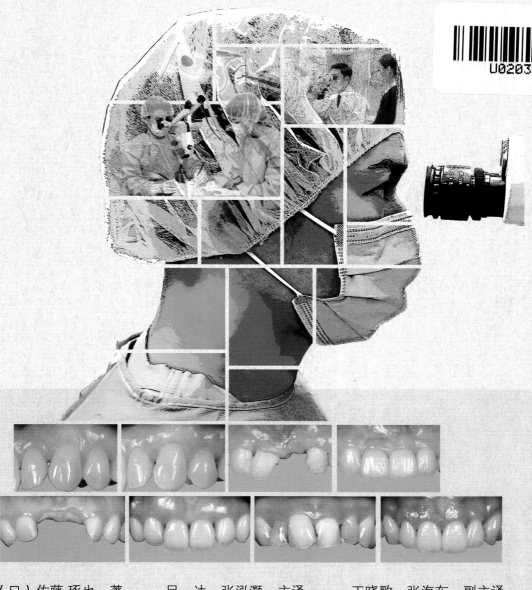

U0203265

（日）佐藤 琢也　著　　　吕　达　张泓灏　主译　　　王晓歌　张海东　副主译

北方联合出版传媒（集团）股份有限公司

辽宁科学技术出版社

沈阳

**图文编辑**

刘 菲 刘 娜 康 鹤 肖 艳 王静雅 纪凤薇 刘玉卿 张 浩 曹 勇 杨 洋

This is the translation edition of 新時代の歯周外科
Author: 佐藤琢也
© 2020 クインテッセンス出版株式会社

**图书在版编目（CIP）数据**

新时代牙周外科 /（日）佐藤琢也著；吕达，张泓灏主译.—沈阳：辽宁科学技术出版社，2023.5

ISBN 978-7-5591-2954-3

Ⅰ. ①新… Ⅱ. ①佐… ②吕… ③张… Ⅲ. ①牙周病—口腔外科手术 Ⅳ. ①R781.4

中国国家版本馆CIP数据核字（2023）第051102号

出版发行：辽宁科学技术出版社
　　　　　（地址：沈阳市和平区十一纬路25号　邮编：110003）
印 刷 者：凸版艺彩（东莞）印刷有限公司
经 销 者：各地新华书店
幅面尺寸：210mm×285mm
印　　张：13
字　　数：265 千字
出版时间：2023 年 5 月第 1 版
印刷时间：2023 年 5 月第 1 次印刷
策划编辑：陈　刚
责任编辑：张丹婷　殷　欣
封面设计：袁　舒
版式设计：袁　舒
责任校对：李　霞

书　　号：ISBN 978-7-5591-2954-3
定　　价：198.00 元

投稿热线：024-23280336
邮购热线：024-23280336
E-mail:cyclonechen@126.com
http://www.lnkj.com.cn

# 推荐语

首先，本书内容非常充实。在本书中，不仅常见的临床问题悉数登场，更有显微镜相关的精细技术详解，如此巧妙的成书结构充分体现了何谓"温故而知新"。

第1章展示了显微镜是如何改变牙周手术的，接下来的第2章则阐述了在牙周手术中使用显微镜的优势。

第3章详细介绍了新式和旧式的缝线、缝针以及各类缝合方法，详解其与显微镜如何相得益彰。第4章则详述迄今为止最常用的牙周外科手术的目的和分类，另外利用显微镜进行微创治疗的技术细节，也可在此章一窥端倪。在第5章中登场的是，非显微镜而不可为之的高难度切除性手术。

第6章阐释了种植手术中的切口与缝合方法。如何获得种植体周组织的良好愈合？这些经过临床千锤百炼的外科术式，定能在美学种植治疗中助读者一臂之力。

第7章是本书的高潮，万众瞩目的根面覆盖术闪亮登场。从牙龈退缩的分类开始，再到手术技巧为大家一一详解。第8章则着重解说龈乳头重建术和使用软组织移植的牙槽嵴扩增术。在这章，佐藤医生的精湛医术展现得淋漓尽致。

画龙点睛的第9章，讲述了牙周手术与修复治疗之间的关系。无论牙龈状态有多好，只要与修复体之间无法顺利达成和谐，就不能谓之成功。我总是认为，治疗的成败，关键在于最终的牙龈表现。如何做到马到功成？答案就藏在第9章的字里行间。

容我再次赞叹，本书把传统与创新巧妙地融为一体，把各种分类用大量精美插图来彻底阐述，"新时代牙周外科"实至名归。

敬请诸君取阅，本书精彩纷呈，其问世必定能为各位打开牙周外科的"新大门"！

山崎长郎

2020年3月

# 中文版序言

2013年，我终于在40岁的年纪步入了婚姻殿堂，并且拥有了天赐的礼物——3个可爱的孩子。3个都是男孩，其中长子取名为"亮"。这个字取自我最爱的著作——《三国志》中的诸葛孔明。可能中国的朋友们不太了解，《三国志》在日本非常受欢迎，以"三国志"为主题的书籍、游戏、漫画、电影以及舞台剧比比皆是。

众所周知，不仅仅是《三国志》，发源于中国的文化和日常用品都深深根植在日本人的生活中，如汉字、筷子、米饭、毛笔、天干地支、围棋甚至麻将等，不胜枚举。

然而直到2015年，我才第一次做客中国，这比我结婚还晚些。北京是我来到中国的第一站，这座城市与我生活的大阪市之间只有3个小时的飞行距离，两者之近，让人感叹。自此，我几乎每年都会受邀来到中国，举办各种演讲和实操课程。礼尚往来，我也会邀请中国的牙科医生朋友到访日本，参加各类会议，双方的交流日益密切。

只可惜天有不测风云，由于新型冠状病毒的世界大流行，这些活动都停摆了。包括中国在内的亚洲各国紧密团结、携手共进的大好局面也遗憾地暂时放缓了前进的脚步，自2019年的秋天开始，接近3年的时间，我一步也没有踏出过国门。

尽管如此，亲爱的吕达医生还是联系到我，希望能够翻译我的拙作。这个消息为我带来了双重喜悦，首先是深深满足了我的荣誉感，拙作能够于中国出版，这对著书人来说是莫大的荣幸；其次则是吕达医生将亲自担纲翻译工作。初识吕达医生应该是在2018年，这位"后浪"给我带来的冲击让我永生难忘，也为他的聪慧所折服。他在牙周病学方面的知识储备非常深厚，见解也颇为独到，如浩瀚大海般深不可测，没有日本留学经历的他却独自习得了一口完美的日语。他既谦逊又亲切，非常具有人格魅力，我迅速被他打动，并对他深感敬佩。如此优秀的大师带领他的团队，百忙之中仍呕心沥血，为我的拙作尽心翻译润色，我非常感动并由衷钦佩。我坚信，有他们精益求精的翻译工作，中文译著将青出于蓝，更胜原著一筹。

另外，本书内含大量临床病例和插图（7个章节皆为本人亲笔描绘），吕达医生和他团队所翻译的文字内容也是丰富多彩，望诸位读者能从本书中有所收获。

再次向以吕达医生为核心的翻译团队表示最衷心的感谢。若在不久的将来，能够与各位译者，还有中国的读者朋友相聚，必是人生一大幸事。如果可以的话，希望在中国，和大家一起……

佐藤琢也

2022年9月2日

# 中国語訳本序言

　　2013年、私は４０歳という年齢で結婚し、それから３人の子宝に恵まれた。どの子も男であるが、一番目の息子の名前は「亮」である。私の愛読書、三國志に登場する諸葛亮孔明から一文字を得ている。中国の人には知られていないかもしれないが、日本で三國志はとても人気で、書籍はもちろん、ゲーム、漫画、映画、そして歌舞伎にまで登場する。

　　言うまでもなく、三國志に限らず中国発祥の文化や物資は日本に深く根ざしており、漢字も、箸も、米も、筆も、干支も、囲碁も、麻雀も、これらを挙げるときりがない。

　　その割に中国に初めて訪れたのは2015年と、自身の人生史の中では結婚よりもさらに遅い。最初に北京に降り立ったのだが、私の住まいがある大阪からわずか3時間足らずで到着したので、その近さにとても驚いた。そして、それ以来、毎年のように中国に招いていただき、様々な講演会や実習コースで登壇した。さらに、私も、日本に中国の友人の歯科医師を招き、日本で合同のカンファレンスを開催するなど、その交流は密に続いていた。

　　しかし、例の新型コロナウイルスの世界的な流行により、これらはすべてストップすることになる。せっかく中国を含めたアジア各国への精神的な結びつきが強くなった頃であったにもかかわらず、2022年の秋の今日もなお、つまりはおよそ3年間、私は日本国外に一歩たりとも外に踏み出せずにここに居る。

　　そんな折に親愛なる呂達 先生から、拙書を翻訳したいとの連絡をいただいた。それは私にとって二重に嬉しいことだった。一つには、もちろん拙書が中国で出版されるという名誉。無論、著者としてはこれ以上の喜びはない。そして、二つ目に、その仕事を、呂達 先生が自ら担当してくれるということである。最初に呂先生にお会いしたのは確か2018年、しかし、その時の彼との出会いは決して忘れることが出来ない衝撃で、彼のインテリジェンスには本当に驚いた。歯周病についての知見がとんでもなく広く、深く、さらに日本に留学したことがないというのに、完璧な日本語を独学で習得しているという事実。加えて、彼の謙虚で親近感あふれる人柄も相まって、とにかく呂先生は直ちに私の尊敬の対象となった。その彼と彼の盟友たちが、わざわざ拙書に向き合い、訳のために忙しい時間を惜しみなく費やすことになるという。とても恐縮しているところではあるが、一方で、彼らの仕事であるから、おそらくは原著よりもすばらしい成書として仕上がるのであろうとも確信している。

　　なお、拙書は臨床例とイラスト（７章からは全て自身で描いた）が特徴であるが、そんな呂先生と同志たちが訳した本文全体もきっと興味深いはずであるから、読者の皆様には本書を隈無くご覧いただきたいと願う。

　　あらためて、呂先生を始めとする翻訳チームに最大級の感謝を表したい。そして、近い将来、そのチームの皆さんとともに、中国版の読者の皆様とも、実際にお会いできる機会があれば幸いである。できれば、久々に、中国にて・・・。

佐藤琢也

2022年9月2日

# 目　录

# 第2章　切口理论

# 第3章　达到理想的缝合

# 第4章　牙周外科手术的目的和分类

## 第5章　降低牙周袋深的显微手术

## 第6章　种植修复治疗的切开与缝合

## 第7章　牙龈退缩的应对策略

## 第 8 章 萎缩牙槽嵴与龈乳头的应对策略

## 第 9 章 牙周整形手术与修复联合治疗

扫一扫即可浏览
参考文献

## 序章

# 何谓显微牙周外科手术？

## 手术创伤中的生命伦理学

比彻姆（Beauchamp）和查尔瑞斯（Childress）曾在1979年提出"生物医学伦理学的四项原则"。在信息大爆炸的时代，现代医疗充斥着各种价值观，判断医疗行为的正当性也变得越发困难，但只要遵循该伦理原则，不论在东方还是西方，不论持有何种宗教价值观，问题都能迎刃而解。

生命伦理学的四项基本原则是：❶尊重原则（respect for autonomy）；❷无伤原则（non-maleficence）；❸有利原则（beneficence）；❹公正原则（justice）。把握这四项原则来制订临床决策，即使医学专家之间（或与患者之间）各有立场，也终可达成一致意见。

虽然本书的主题是展示临床术式，但作者还是想先解说西方医学伦理学（主要是美国式的医学伦理学，见**图1**）。

生命伦理学中的❶尊重原则，指的是尊重患者自身的意见和决定，不干涉或限制患者的行动。举个例子，在获得患者的知情同意之前，先向患者传达正确信息，确保患者已充分理解，其后最大限度支持患者的自我决策。

其次，❷无伤原则，这与本书关联颇深，稍后详述。在此先阐述❸有利原则以及❹公正原则。

❸有利原则是指单纯地为了患者的利益而努力，意即竭尽全力将患者的利益最大化。而❹公正原则是指平等且公平地对待每一位患者，在医疗过程中如何适当地分配有限的医疗资源（医疗设施、器械、技术、医药品、人员等）就属于公正原则。

## 微创外科手术的普适性

紧扣本书"显微手术"之主题的，便是❷无伤原则。无伤有多种解释，比起"避免引起伤害"或者"不应该让患者受到伤害"这类的解释，另一种解释备受推崇——"不让患者受到伤害，应该尽可能地选择对身体的侵害更小、损伤更小、影响更小的治疗方法"，这些都在比彻姆和查尔瑞斯的现代经典著作《生命伦理的原则》中有详细记载。也就是说"微创治疗"是遵循伦理学原则、超越时代的理念。毋庸置疑，微创外科手术也是从公元前400年希波克拉底时代至今，患者最为关注，最希望被施予的治疗方法。

另一方面，因为可以获得良好的创口愈合而受到推崇的、在高倍镜下进行的微创外科手术（minimally invasive surgery，MIS）作为一种现代外科技术，随着镜下手术（腹腔镜、胸腔镜）和内窥镜手术在临床的不断引入，也在急速发展。与传统的手术相比，微创外科手术有着以下优点：①术区出血更少；②手术部位形态得以保持；③帮助创口达成一期愈合；④术后瘢痕和功能障碍较少等。

从生物学的角度来看，MIS更是意义深远，如前所述，这是生命伦理学从古至今都在探求的术式。因此当术者被赋予了持手术刀的机会时，应该尽可能地选择MIS，在日常诊疗中不断钻研精进这一术式，也是患者和社会的众望所归。

## 显微手术是否等同于微创外科手术？

本书有一个主题——牙周整形外科。作者基本上都用双目镜手术显微镜（以下简写为显微镜）在高倍镜下做此类手术。与传统牙周手术不同的是，作者会选用长柄和尖端狭窄的显微刀

医学伦理的四项原则

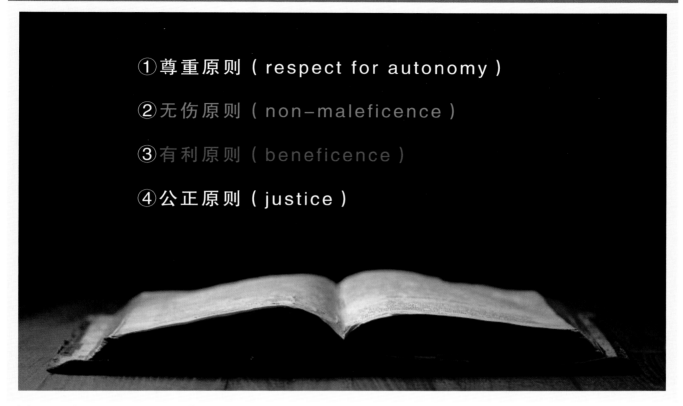

**图1**　比彻姆（Beauchamp）和查尔瑞斯（Childress）提出"生物医学伦理学的四项原则"，提倡由四项原则解决伦理难题。这些原则可以原封不动、不加注释地运用到牙科领域。无伤原则和有利原则本应是一致的，但二者相悖的实际事例却频频出现。手术创伤便是如此。若给患者带来的"利处"大于"无伤"原则，即使手术创伤不是最小的，也应选择对患者"有利"的决策。

片，也几乎不选用6-0、7-0、8-0以外的"粗针"缝合。同时作者会尽量避免纵切口，将手术区域限定在龈下（sub-gingival）。

相比传统手术，采用显微手术可以更早实现术创愈合，鲜有患者诉术后疼痛。饶是如此，也称不上是最小（minimal）创伤。谈论起牙周-种植专业的显微手术，若只看手术范围，与裸眼或者放大镜下的传统手术相比，两种方法基本一致。举一个相通的例子，临床医学中的腹腔镜手术与开腹手术，前者需要的体表切口虽小，但手术内容与传统手术几乎是一样的。

显微外科手术和微创外科手术（MIS）虽然是同质的，但绝不是等质的。即使在显微镜下进行精细手术，手术区域并没有特意缩小。但显微手术依然具备微创外科手术本身缺乏的优势，也可以说是具备单纯放大视野下的治疗所不具备的优势。什么优势呢？在**图2**的病例讲解中，作者会揭示这些优势及背后的意义。

## 一例显微手术中的切开与缝合

40岁男性患者。主诉上颌前牙区疼痛。前牙的修复体美观性欠佳，左上侧切牙见磨耗，考虑为下颌前伸运动时，切缘受磨耗所致。另外，修复体的基牙松动，无法咀嚼。

这是亟待完成前牙区修复的病例，而患者另诉期望改善牙列不齐，所以制订了包括全口正畸治疗的多学科联合方案。X线片检查见，2|存在根尖病变，|1疑有根管侧壁穿孔，且不幸与牙周袋相通。2|颊侧探诊深度超过12mm。因此决定拔除这两颗牙齿。

患者咬合关系是安氏Ⅲ类。后牙区的牙冠短，前后牙区均存在反𬌗。更困难的是，前牙修复空间过小，上颌前牙牙槽嵴的水平向宽度也明显不足。作者该如何选择临时修复？这让作者冥思苦想了一番。

类似这样的病例，如果使用可摘义齿或者粘接桥，可能修复体会反复折断或脱落。本病例没有采取常规做法，而是在正畸弓丝上粘了理想牙冠形态的树脂牙，作为临时修复。此方法并不能改变修复空间不足这一事实。也许是由于正畸弓丝存在一定弹性，临时树脂冠在治疗过程中没有出现脱落或折断（虽然详细的修复方式与本书的核心内容无关，但可能对实际临床工作有所帮助，因此特意说明）。

前牙区的治疗，常规选择应该是拔牙后行牙槽嵴保存术。但牙龈缺损，不足以覆盖牙槽骨和屏障膜，特别是2|唇侧角化龈缺如。因此制订以

下计划：①等待拔牙窝完全愈合后，植入种植体，同期行引导骨组织再生术（guided bone begeneration，GBR），等充分成骨后，进行②种植二期手术。与②同期行上皮下结缔组织移植术（sub-epithelium connective tissue graft，SCTG），增大牙槽嵴。上述步骤均采用显微技术。

实际上对于手术部位，①种植体的植入，GBR的切口设计［延伸瓣（ remote flap）］与在放大镜（或者裸眼）下施行的手术没有任何区别。只有在骨面搔刮，切断骨膜减张以及缝合时，显微技术才派上用场。

而在②种植二期手术以及SCTG的时候，显微手术的优势真正彰显。要点中（参考第16页）展示的隧道瓣，是一片完整的半厚瓣，跨越缺牙区膜龈联合，贯通至邻牙龈沟，其上没有一个穿孔。这是一个典型的"前牙美学种植修复"病例。作者认为，获得极致美感的创口愈合，便是显微手术的终极目标。

具体分析，减张时不阻断受植区血供，不勉强固定移植物，移植物应被受植区的半厚瓣完全覆盖，不允许暴露。理想的切口设计应满足以上几点。

本病例没有任何牙龈表面切口，而是制备隧道瓣，在牙龈下方制备充足的受植空间，并植入双侧腭部获取的上皮下结缔组织。随后，利用最小张力的缝合方式固定移植物。必须考虑到受植区半厚瓣的脆弱性和术后的肿胀，在显微手术中万不可用过紧的张力来"结扎"。最终完全没有手术痕迹，达成美观且自然的创口愈合。

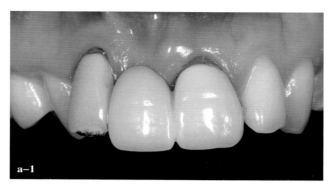 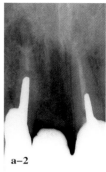

**图2a-1，a-2** 40岁男性患者。主诉为上颌前牙区疼痛。2有根尖病变和牙根折裂，1诊断为根管侧壁穿孔。

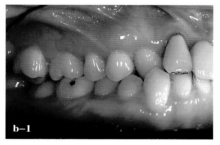 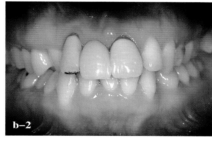 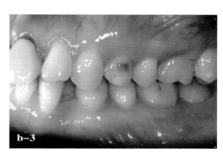

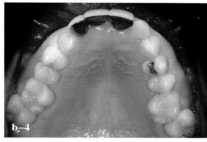 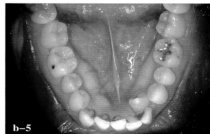

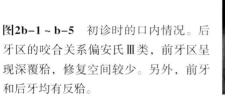

**图2b-1～b-5** 初诊时的口内情况。后牙区的咬合关系偏安氏Ⅲ类，前牙区呈现深覆𬌗，修复空间较少。另外，前牙和后牙均有反𬌗。

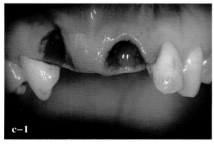 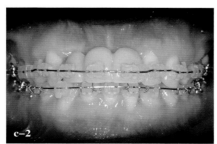 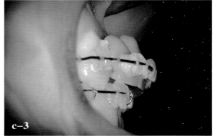

**图2c-1～c-3** 拔除2和1，在正畸托槽上粘接临时修复体。虽然打算通过正畸治疗改善下颌前牙的唇倾，但上颌前牙区牙槽骨丰满度严重不足，难以在理想的位置上制作修复体。

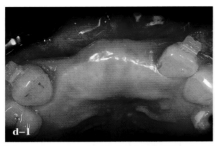 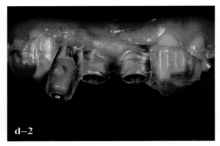 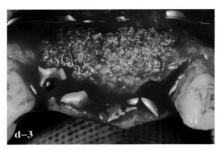

**图2d–1 ~ d–3**　外科手术导板引导下，在<u>1|1</u>处植入种植体，同期行GBR增加唇侧牙槽骨厚度。

要点 ✎

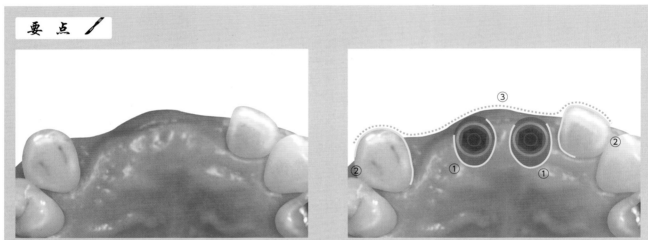

使用改良折叠瓣技术（modified roll technique）行种植二期手术，同期用SCTG行唇侧牙槽嵴扩增术（ridge augmentation）。

切口：使用了闭合式的切口设计。首先，①使用改良折叠瓣切口，在龈下方制备半厚瓣，形成连接种植体之间的隧道瓣。接下来，②两侧邻牙做沟内切口，与改良折叠瓣的切口之间潜行分离，与①处贯通形成隧道瓣。从①的切口开始继续③分离半厚瓣，超过膜龈联合，制备出一个信封瓣，与之前制备好的隧道瓣合二为一，形成整体贯通的闭合瓣（closed flap）。由于在黏膜表面没有施加任何切口，仅制备隧道瓣，没有阻断受植区龈瓣的血供，也不会产生瘢痕，达成优良的生物学效果。

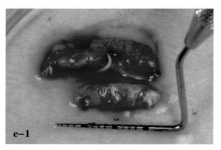 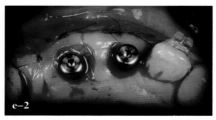 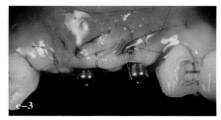

**图2e–1 ~ e–3**　**e–1**：从双侧上腭获取上皮下结缔组织。

**e–2，e–3**：在牙龈下方制备充分的受植空间，移植从双侧上腭获取的上皮下结缔组织。

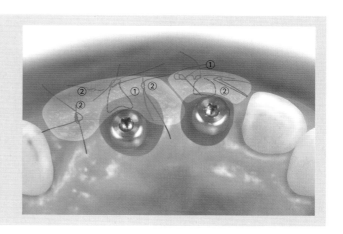

缝合：隧道瓣中植入从上腭获取的牙龈移植物。使用
6-0、7-0聚丙烯不可吸收单股缝线。首先，①使用6-0
缝线做褥式缝合，把牙龈移植物固定在受植区，大致限
定了植入位置。然后微调移植物的位置，②受植区的牙
龈瓣表层与牙龈移植物之间用7-0缝线固定。

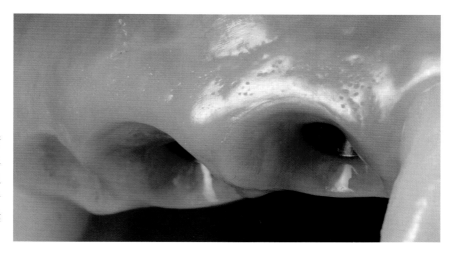

**图2f**　安装种植上部结构前的袖口情
况。两颗种植体之间、种植体与桥体之
间的龈乳头均未见牙龈炎症。唇侧组织
的丰满度足够，达到了美观的要求，牙
龈无瘢痕，甚至可见点彩，表现出了健
康的状态。

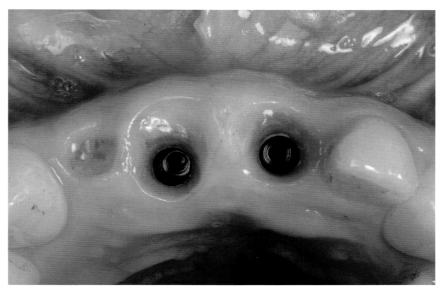

**图2g**　达成水平向牙槽嵴增宽效果。
除了实现增量之外，种植体周与天然
牙周的牙龈的过渡非常流畅，视觉效果
和谐。

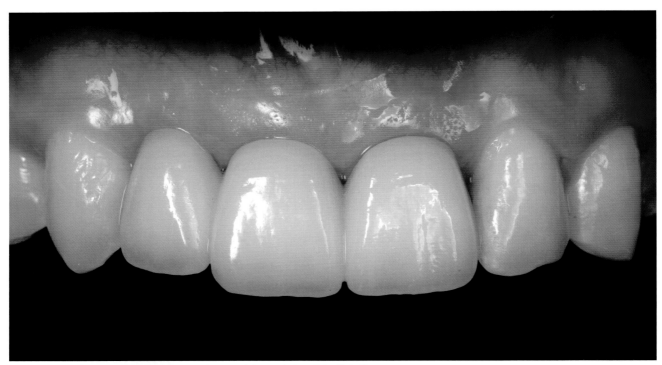

**图2h** 安装 1|1 种植体支持式、具有氧化锆支架的单端固定桥修复体。

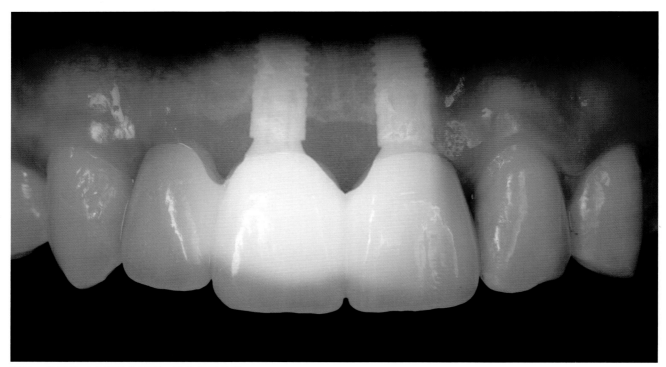

**图2i** 术后的口内照片和牙科X线片的重叠像。

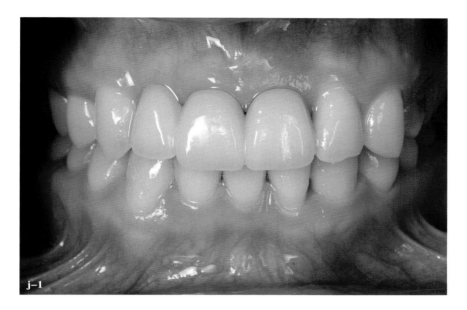

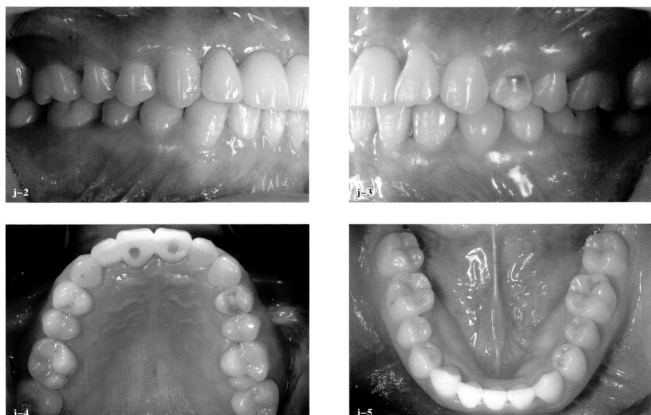

**图2j-1～j-5**　术后的口内情况。因为正畸过程减数拔除了⌐1，上下颌前牙的中线无法对齐，但反𬌗和下前牙拥挤得以改善，上前牙已不再有前突感。

## 总结：显微手术的本质

看完上述病例，作者猜想如果不使用显微外科技术，还能完成同样的手术，毫不夸张地说需要极致的技术和丰富的经验。等满足这两项要求时，医生大抵已年过45岁，正被老花眼所困扰。届时，大概无法做到裸眼下操控7-0缝线，更多时候需依赖显微手术才可摆脱困境。

**图3**展示另一例显微手术病例。⌊4为残留三侧骨壁的拔牙窝，具备位点保存（ridge preservation）的适应证。⌊3有牙龈退缩，所以位点保存同期，在拔牙侧的上腭获取结缔组织，行显微根面覆盖术。愈合后的情况见**图3a-2**。

而当准备植入种植体的时候，发现植入位点的骨量不足，骨缺损呈斜坡状，因此在侧方开窗行上颌窦提升术。当即，显微手术的优势发挥得淋漓尽致。首先是颊侧骨面的开窗方法，区别于传统方法，只需开2～4mm范围的骨窗即可，恰好能允许显微器械伸入窦腔内。骨开窗过程中可同时采集自体骨，可谓涓滴不遗。毕竟，骨填充材料中最好能混合自体骨，哪怕是少量，成骨效果也会更加理想。

接着，依靠显微镜上的LED光源，在高倍放大的视野下，从（最小面积的）骨窗，到上颌窦近鼻腔侧，小心谨慎、有的放矢地抬升上颌窦底黏膜。随后，在骨填充材料中充分混合自体骨，达成"微创上颌窦提升术"。正因为是最小的骨开窗，术后甚至不必在骨窗处覆盖胶原膜。术后几乎没有肿胀疼痛，可以相信，开窗处愈合和骨移植重建效果会优于传统术式。此术式不仅适用于少数牙缺失，还适用于大范围牙齿缺失和骨缺

损的病例中。无论如何都要限制骨开窗的大小，即2～4mm足矣。骨窗的形态宛如邮筒的投函口，作者称为"水平投函口设计（horizontal mailbox design）"（**图4**）。

如果没有显微镜的辅助，恐怕无法完成该新式侧方开窗术。不使用显微镜的前提下，既要不损伤上颌窦黏膜，又要保留一层"极薄"的皮质骨完成颊侧骨开窗，还要妥善地采集自体骨，三管齐下本属难事。更困难的是，还要在如同"小孔"一般的狭窄缝隙中操作，寻找明确的视野，明辨近鼻腔侧的骨壁，剥离并且提升薄如蝉翼的上颌窦底黏膜，单有"神之眼"尚且不足，还需赋予"神之手"。可是有了显微技术，无须"神之手"和"神之眼"，凡人也可熟能生巧。

显微手术的本质，作者认为是"难以看清的术野变得清晰，高难的手术从此行云流水"，如此，"手-眼协同性"得以提升。作者坚信，纵使旷古奇才，只要眼睛变得模糊，想要发挥最大潜能都是无稽之谈；相反即使资质平平，只要能在高倍放大视野下操纵显微器械，进行精细操作，便如有神助，术后效果比起天才医生来说也是不遑多让。

显微外科技术不是专属名手的高超技艺，而是医疗技术。因为无论在谁的手上，都可以高效地发挥其效果。然而，想要勇攀险峰，就得学习专业知识，钻研临床技术，如同大临床医学的医生在显微镜下操作一样，需要经年累月，勤学苦练，提高"手-眼协同性"，砥砺前行。

作者期望本书能成为读者在显微手术这条登山路上的一个方向标。后续篇章，作者将继续深入评述相关的技术理论。

**病例：02**

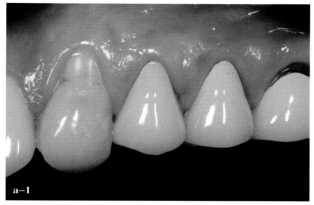 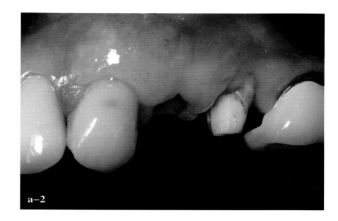

**图3a-1，a-2**　34岁女性患者。主诉左侧上颌疼痛。

**a-1：** ⌊4 松动，颊侧探诊深度12mm。诊断为牙根折裂。需要拔除。⌊3 可见牙龈退缩。

**a-2：** 位点保存术愈合后的口内情况。位点保存术同期，在拔牙窝同侧的上腭获取结缔组织，行根面覆盖术。

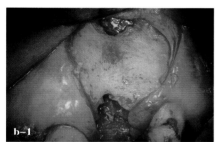 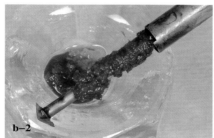 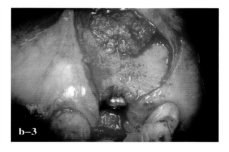

**图3b-1 ~ b-3**　使用显微技术的上颌窦底提升术。

**b-1：** 骨开窗宽度为3 ~ 4mm，另外，开窗的过程中使用骨刨，尽量多收集自体骨。

**b-2，b-3：** 混合自体骨和骨填充材料，植入在已经提升的上颌窦底黏膜和窦底骨之间。随后植入种植体。

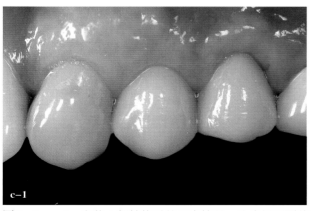 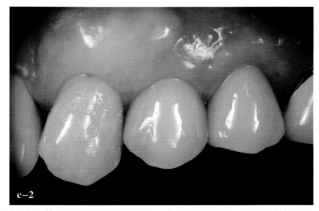

**图3c-1，c-2**　安装上部结构后的口内情况。达成根面覆盖的牙龈与种植体周软组织流畅过渡。术后5年随访，根面覆盖处的牙龈和种植体周软组织皆稳定。

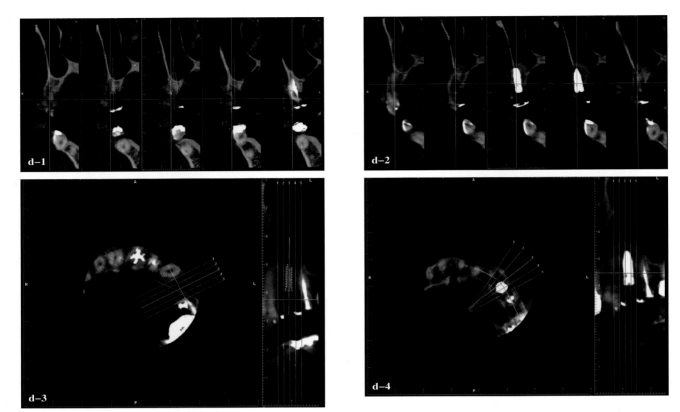

图3d-1~d-4　术前和术后的CBCT比较。

## 水平投函口设计

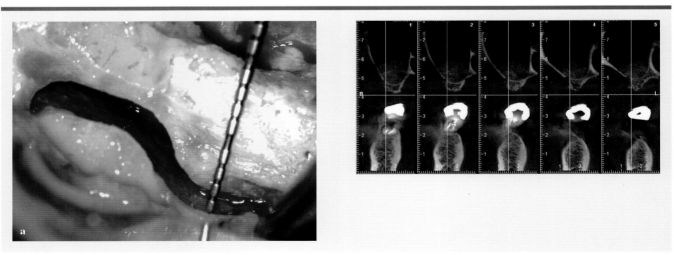

图4a，b　作者所提倡的侧方开窗技术。

a：称为"水平投函口设计"的骨窗，宽度为2~4mm。开骨窗时不采用同心圆逐步扩大的方式，而是打开近远中向狭长的骨窗，确保器械操作的便利性和术野的清晰度。

b：术后的CBCT结果。即使是最小的骨开窗范围，只要利用好显微技术，可以剥离和提升上颌窦底黏膜到近鼻腔侧的骨壁，确保能植入充足的骨移植材料。

# 第 1 章

# 牙科显微镜与放大镜的应用

## 为什么需要牙科显微镜?

哈佛大学学者Theodore Levitt在著作《营销想象力》中写过这么一段话:人们想要的不是1/4英寸的钻头,而是1/4英寸的孔洞。对于一个孔洞来说,钻头只是开孔工具。正因为消费者无法购买"孔洞",所以才会购买打孔工具——钻头。即是说,消费者是为了开一个孔,而入手一个钻头(**图1**)。

若将以上观点引申至显微外科手术,"钻头"代表"牙科显微镜","1/4英寸孔洞"则代表"精细化操作的微创外科手术"。患者希望手术部位尽可能损伤小、痛感小,也期待医生的治疗方式精细且准确,这不意味着患者追求的目标是牙科显微镜(**图1**)。如果一位术者可在裸眼或牙科放大镜下完成微创外科手术(MIS)且做到完美无瑕,对此术者的高超技术作者将不吝溢美之词。

对患者来说,"价值"在哪里

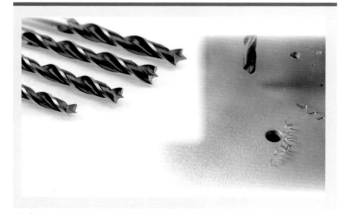

**图1** "人们想要的不是1/4英寸的钻头,而是1/4英寸的孔洞。"这是营销学常常引用的一句话。其内涵为:想要卖出商品,必须理解顾客真正需要的"价值"所在。对患者来说,显微外科手术的"价值",不在于使用显微镜这件事上,而是需要医生尽可能地减少外科创伤,进行精准无误的手术治疗。

然而依作者所见,靠裸眼和低倍数放大镜来施行显微手术,存在着难以化解的尴尬问题。试想一下,术者要在口腔内操作,难免会靠近患者的颜面部。但若过分地接近则会产生以下问题。首先这样的体位姿势不符合预防感染的原则,不值得推崇。其次缩短术者与患者之间的物理距离,有违医患间舒适的距离感。牙周手术乃至所有牙科治疗,都应遵守距离感原则,确保适当的个人空间。只要不是非常特殊的情况,患者并不希望在术中有过于密切的身体接触。

## 精细化治疗与牙科显微镜

牙科医生耳熟能详的一个概念——"精细化治疗"。实际上,这概念是牙科特有的,而不是一个全行业公认的学术用语。翻查《医学用语辞典》,也检索不到"精细化治疗"或者"精细化诊疗"这样的概念(**图2**)。作者不想纠结于如何定义"精细化",作者认为应把"精细化治疗"看作是"把视角和考量放在更细微之处的治疗",这是一种"追求",本节将为大家详细解说。

作者想,"精细化治疗"应是牙科医生所追求的高质量医疗中不可或缺的概念。在现代医疗中,它意味着在高倍镜下"尽善尽美的治疗"。即使价格高昂,且会占据大块椅旁空间,但依然有很多牙科医生配备牙科显微镜,这是渴望术之极致的求索,也是诚挚照顾患者的态度。

不胜枚举的实例证明,显微镜能在牙科领域中带来增益。已被广泛应用于检查、诊断、治疗、随访观察等临床工作中。再比如,当今清创术(即去除病变部位的感染坏死组织以及菌斑生物膜)中使用显微镜已是大势所趋(**图3**)。显微镜也是根管治疗的得力助手,甚至可以断言,仅用牙科放大镜不可能在直视下完善根尖部治疗。口腔修复专业使用显微镜也有无可替代的优越

## 真度（正确度）与精度（精准度）

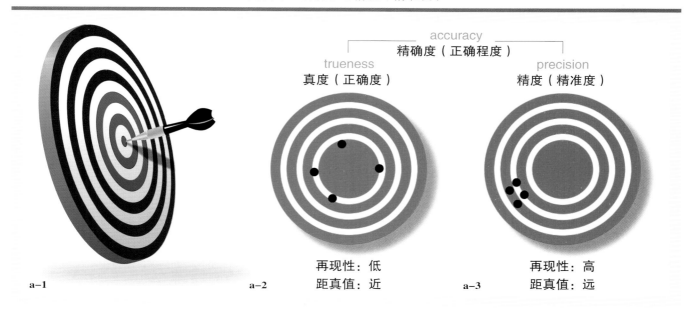

accuracy
精确度（正确程度）

trueness
真度（正确度）

precision
精度（精准度）

再现性：低
距真值：近

再现性：高
距真值：远

a-1　　　　　　　　　　a-2　　　　　　　　　　a-3

**图2a-1 ~ a-3** 真度（正确度）与精度（精准度）。

**a-1：** 工业领域有"精确度（accuracy）"一词，严格来说包含"正确度""精准度"这两层意义。在英语中，"trueness［真度（正确度）］""precision［精度（精准度）］"是意义不同的两个单词。以飞镖为例加以说明。

**a-2，a-3：** "真度（trueness）"反映与"正确值"之间的接近程度；而"精度（precision）"则表现偏差程度，即"可重复性的程度"。"精确"要求同时具备正确度和精准度。但"治疗"并不是同一种物体的多次测量，也不是同一种物体的多次重复制作，因此"治疗"与"精确"难以产生关联。如果一定要定义"精细化治疗"，作者认为妥当的是"关注极端细节的治疗方法"。

## 利用显微镜行牙周清创

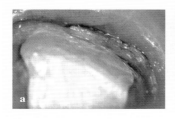 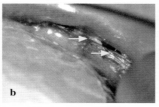 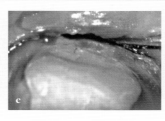 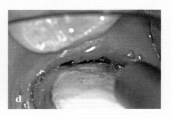

a　　　　　　　b　　　　　　　c　　　　　　　d

**图3a ~ d** 迄今为止，常规探查根面是否达到镜面般光滑，以此判断牙周清创是否彻底，实际上这是盲目操作，即通过触觉和听觉确定根面状态，通过出血、渗出液的性状来判断炎症程度。即使有牙科X线片检查，也只能确定牙根的近远中面是否有牙石残留。然而，若能追加显微镜下的视诊，可以更加简便地确认是否有牙石残留。

**a：** ⌐6远中龈沟的口镜反射照片，牙周袋深度为6mm。另外，下颌的口镜成像是近远中反转的（图片的上下方向）。

**b：** 对准龈沟用三用枪吹气，可见白色的龈上牙石和黑色的龈下牙石（黄色箭头）。

**c：** 在显微镜的高倍放大视野下行牙周清创。本病例没有施加局部麻醉。

**d：** 多次对准龈沟吹气来确定是否有残留牙石。

性，它能帮助术者确认修复体在龈沟内的部分是否得当，残留的水门汀是否去净。

在临床上"看得清楚"究竟有多么重要？牙科医生在日常临床治疗中有深刻的理解和体会。"盲视野下"的操作往往更耗费时间，治疗结果更不确切，难以重现疗效，无论如何都会让人感到糟心。

## 不使用显微镜的情况

当然了，裸眼备牙却神乎其技的牙科医生也是存在的。实际上作者曾经亲眼看见，完全不需要显微镜的辅助就可以达到连精密机器都望洋兴叹的基牙预备。的确，在这个世界上存在着一定比例的天才牙科医生。虽然对于他们来说，显微镜（在基牙预备的时候）毫无用武之地，但对于大多数资质普通的牙科医生来说，在显微镜下进行基牙预备没什么坏处。

然而，不管是对于天才还是凡人，的确有些特殊牙科治疗不使用显微镜反而更容易做好。比如种植体的植入手术，再比如基牙的轴面预备。两者共通的地方是，治疗操作的重点是参照邻牙（参照物）来确保平行性，在这样的情况下，最好还是收起显微镜，一边通过裸眼或者放大镜确定各自的位置和平行性，一边操作。因为在狭窄并高倍放大的视野下，确保这些是非常困难的，所以作者也只有在种植体的一期手术中会放弃使用显微镜，而让放大镜陪伴作者进入手术室（**图4，图5**）。

除了上述情况以外，临床治疗中使用放大镜究竟在哪一点上可以战胜显微镜呢？在作者看来，是不存在的。时常听到有人抱怨"使用显微镜非常麻烦"，作者倒认为，把具有一定重量的放大镜固定在鼻子或者头上，还要安装头戴式照明灯，这远比用显微镜麻烦，被线团缠绕着从早到晚进行牙科治疗堪比一场艰苦的旅程。比起在头上装戴放大镜，显微镜的使用更加便捷。不可否认，想要熟练地在显微镜下进行治疗，是要求一定程度的训练和经验的。但如果把这些训练和经验当作是达成精细化治疗的一段路程，那也算不上什么压力了。

不仅如此，对于手术医生来说，成为显微镜的"爱好者"也是一大乐趣。使用显微镜的过程是一种享受，彻底掌握之后会带来很大的成就感，使得手术医生感到身心愉悦。以作者为例，在引入显微镜之后，原本一点都不喜欢的上颌磨牙根管治疗就不再是一件痛苦的事情了。世间一大不幸便是讨厌自己的工作，所以仅仅是"让人享受工作"这一条，就足以劝服牙科医生们引进显微镜了。

## 牙科显微镜的缺点及其选择标准

如前所述，显微外科手术的本质是"难以看清的术野变得清晰可见，困难的手术变得不再困难"。对于牙周成形外科手术也是同样，使用显微镜可以有效防止制备隧道瓣或者信封瓣时穿孔。另外，如果想让两侧瓣缘达到严密缝合以防止瘢痕形成，显微镜更是不二之选。

然而，显微镜除了"难以确保平行性"以外，还有一个重大的缺点。在手术医生移动视野的时候，显微镜无法自动跟随，即所谓的"缺少易移动性"。单从灵活性来看，显微镜完全无法与裸眼和放大镜相提并论。

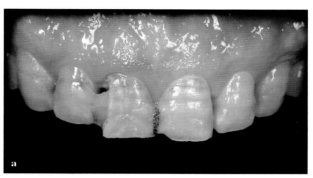
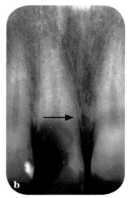

**图4a，b** 在显微镜和裸眼下进行的种植修复治疗。初诊时的口内照片和X线片。

**a**：65岁男性患者。主诉 1̲ 不美观。

**b**：龋损范围扩大到根管内，并且可见深达龈下的牙根折裂（黑色箭头）。

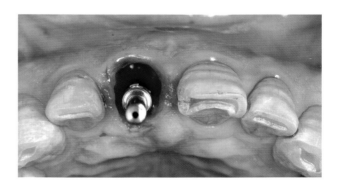

**图4c** 判断无法保留，需要拔除。由于唇侧骨板和牙龈均完整且健康，计划即刻种植。尽量减少损伤牙周组织，行微创拔牙，在显微镜下对拔牙窝彻底清创。但是在种植备洞时，靠裸眼确认位置和方向，谨慎地进行骨内备洞。

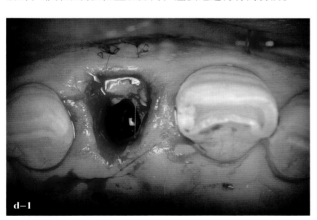

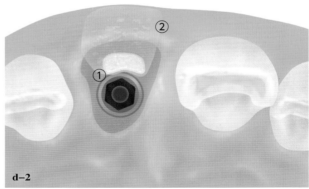

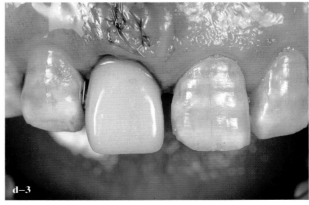

**图4d-1～d-3** 植入种植体的同时①在上颌结节处获取自体骨移植到跳跃间隙内，随后②在唇侧牙龈下制备信封瓣，植入从上颌结节处获取的上皮下结缔组织，用7-0的聚丙烯线缝合固定。这样既能增加唇侧软组织厚度，又能与临时修复体共同保护填充在跳跃间隙中的自体骨。虽然植入种植体是靠裸眼确认位置和方向的，但自体骨和结缔组织的移植是在显微镜辅助下完成的。

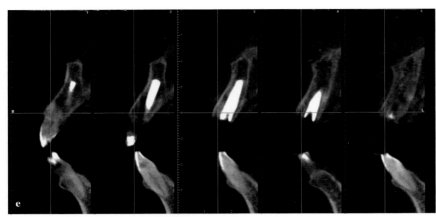

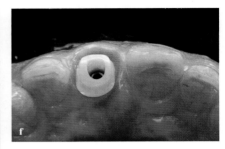

**图4e，f**　种植体植入，自体骨和结缔组织移植后的CBCT检查（**e**），安装基台后的咬合面观（**f**）。

**e：** 可见种植体的颊舌向位置和植入方向均较理想。

**f：** 唇侧软组织的厚度充足，获得了与邻牙同样的丰满形态。

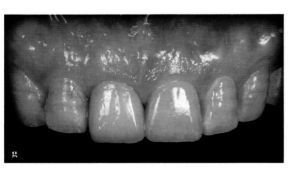

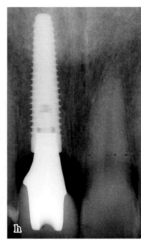

**图4g，h**　安装最终修复体之后的口内情况以及X线片。

**g：** 未见任何的瘢痕，种植体周组织与天然牙周组织几乎完全对称。1｜在显微镜辅助下，完成复合树脂修复。

**h：** 正确的种植体植入位置是美观的上部结构的基础。

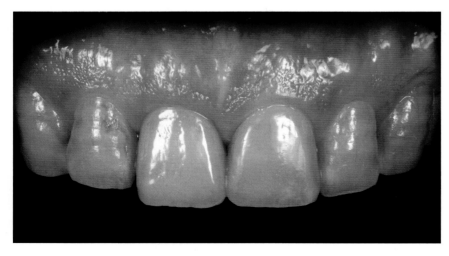

**图4i**　术后3年随访的口内情况。种植体周软组织与修复体的美学效果保持良好。

牙科放大镜与牙科显微镜的"视认性"

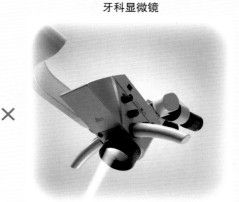

牙科放大镜　　　　　　　　　　×　　　　　　　牙科显微镜

▲种植体植入，以及预备固定桥基牙轴　　　　　▲左侧所述以外的情况下使用
面，确定共同就位道时使用

**图5**　与牙科显微镜相比，牙科放大镜因为具有更良好的可移动性和视野广度，最适合用于种植体植入手术以及确认固定桥修复时的基牙平行性。但是除此之外，牙科显微镜均表示出更优的"视认性"（即为了视觉上确认治疗细节，需使用到该工具）。

　　这就是作者个人分析的，牙科显微镜在市场上不受欢迎的三大缘由之一（另外两个是昂贵，占据大量的椅旁空间）。好不容易让"难以看清的术野变得以清晰可见"，但如果不能弥补灵活性较差这一缺点，的确会出现"本就困难的手术变得更加困难"，让显微镜完全失去价值。为了减少这些缺点所带来的负面影响，现阶段作者只能想到两种解决办法：①选择灵活性更高的牙科显微镜，以及②掌握调整牙科显微镜的方法，使其能够全面观察整个术野。接下来作者将逐一介绍。

　　恼人的是，灵活性较高的显微镜都惊人地昂贵。而相对廉价的显微镜只能用在某一个固定点上，其优势也只能发挥在不需要频繁地变换位置的治疗上，例如根管治疗、复合树脂充填修复和拔牙手术等。如果是同样的购置预算，买一台功能齐全、灵活性好的显微镜的价钱，够买好几台廉价低配版显微镜了。

　　这给经营者抛出一个难题："究竟应该选择哪一种？"这值得探讨一下。显微镜若遭废置，就是一无是处的庞然大物。作者认为，判断是否选用显微镜，最重要的是医生是否有这样一个感性的信念："只要与它一起并肩作战，作者一定会做得更好。"毕竟，显微镜存在是为了在临床实践中使用。如果只是作为诊所内的一个装饰性摆设，它既不够风雅，又过于庞大，更重要的是，它还很昂贵。一台功能强大的牙科显微镜价格堪比安迪·沃霍尔（Andy Warhol）的丝网印刷画，若是为诊所添置一份装饰品，作者极力推荐后者。

　　先不谈价格，显微镜的使用频率才是其价值体现。换言之，容易安置于椅旁，简单迅速地取用，比起戴用牙科放大镜更加轻松无压力，这是最为重要的。如果满足不了这些条件，使用者就会因为嫌麻烦而放弃显微镜。反过来，作者认为只要能够"灵活移动"，不管是哪一品牌的牙科显微镜，都没有太大的差别。也许作者的看法比较极端，希望能够为大家在选择显微镜时提供参考。

双视野技术

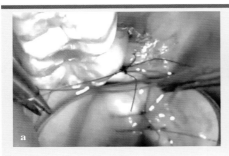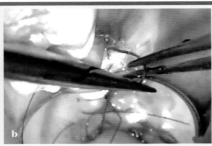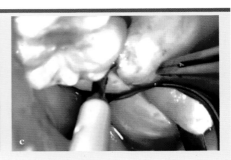

**图6a～c** 口内能直视（direct viewing）的范围是有限的，因此要使用口镜反射成像。但在显微手术中，基本上术者双手都会拿着手术器械，无法自由操纵口镜。因此助手要帮忙安放反光镜。但助手按照术者的意愿，随时改变镜的角度和位置，并保持稳定是极其困难的。所谓双视野技术（double view technique），不是只依靠直视或口镜成像中的某一个，而是将两者能瞬间切换使用的技术。就如同汽车驾驶时，在后视镜观、侧方后视镜观和直视3种方法之间瞬间切换。图为显微手术中使用双视野技术。以缝合操作为例，缝线穿入和穿出时，靠口镜反射像来确认，打结时直视下完成。另外，助手不使用常规的口镜反射，而使用口内拍摄用的反光板，更容易将术野收纳在显微镜下。

## 显微外科手术中牙科显微镜的位置调整

　　显微手术是牙科的一种治疗方法。牙科显微镜是辅助这种治疗方法的一个医疗器械。因此，如果把使用显微镜的手术当作是"只有我才能做到，你是做不到的"之类的名手技艺，把显微镜当作是"狂热爱好者的嗜好品"，这会让人感到非常困扰。只要掌握要领，谁都可以自如地运用显微镜，人人都可以掌握显微手术，这才是作者所期盼的。为了达到这些目标，关键是保持视野明亮清晰，以此来弥补显微镜灵活性较差的缺点。这需要关注显微手术中的位置调整。

　　具体来说，就是确保视野内可以事无巨细地观察到目标物体，且不需要频繁地变换显微镜的位置。位置调整不单针对手术医生，还包含患者、助手等参与者。另外，作者还提倡一种把"直视（direct viewing）"和"镜像（mirror view）"互相切换并同时运用的技术，即"双视野技术（double view technique）"（**图6**）。医生们都知道上颌与下颌、近中与远中都有各自的视野，颊侧与舌侧也都有各自的视野障碍物。可以想象，位置调整的方式也会因为这些变化多端的视野组合而变得无比烦琐，而要一一掌握，就像数星星一样难。

　　但其实，手术医生只需掌握6个位置即可，分别是左上后牙、上前牙、右上后牙，以及右下后牙、下前牙、左下后牙。怎么做呢？"首先用直视，获取到最容易看到术野的位置之后，在这个位置的眼睛前方放置显微镜"，就这么简单，几乎所有的显微手术位置调整都是这么做的。并不难，重点在于多做多实践。本书将会为大家推荐人人都可效仿的显微手术的位置调整方法（**图7**）。

## 显微手术中的位置调整

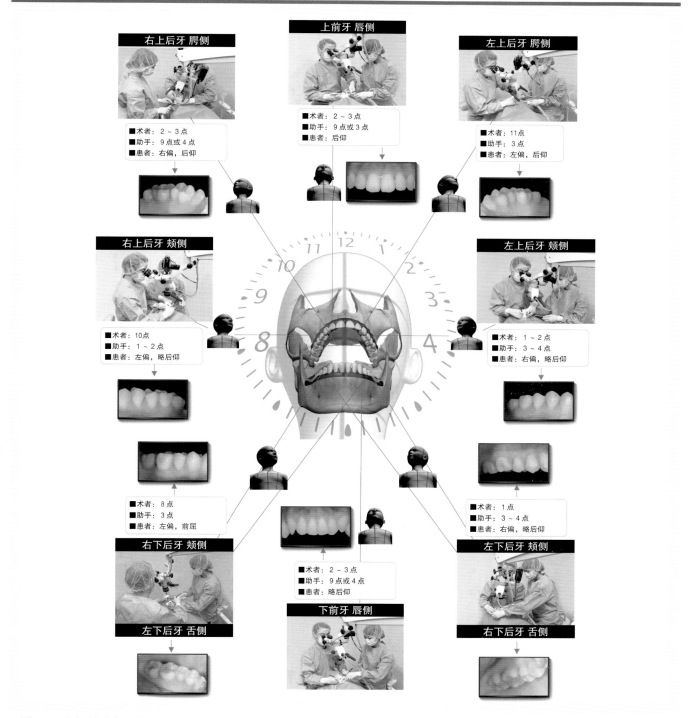

**图7**　显微外科手术的位置调整。显微外科手术中"直视（direct view）"是基础，而在视觉死角需配合使用镜像和双视野技术（double view technique）。为了获得清晰的显微手术视野，根据不同的部位，调整术者、助手和患者的位置关系，形成一套定式。另外，上前牙的腭侧是难以在显微镜下直视的，只能依靠镜像。下前牙的舌侧也如此，但下颌的镜像操作，对熟练度的要求更高，因此镜像只在视诊时使用，治疗时稍立起患者，引导前屈姿势，尽可能在直视下治疗会比较高效。

训练助手工作的方法

**准备物品**

· 超级牙线
· 镊子和持针器
· 口镜等

※准备助手需要的其他物品

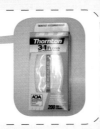

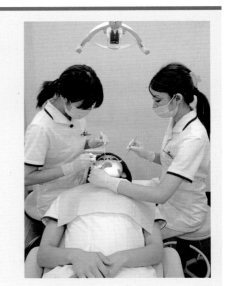

**相互实操流程**

①根据术者的位置，调整助手的位置。
②在最初决定手术的牙位处，把超级牙线当作缝线，在牙间穿行（牙缝处具备模拟缝合的便利性）。
③用镊子或持针器模拟缝合。
④完成一次线的剪断到回收的流程。

**图8** 训练助手工作的方法。在牙科显微手术中，因为助手是不用显微镜的，所以训练中也不需要显微镜。

## 显微手术中的助手工作

比起术者，在显微外科手术中更辛苦的角色其实是第一手术助手（以下称为助手）。说起助手，印象中就是"主刀医生的手术助手"，但是在显微手术中，助手还有一个重要作用，就是"创造操作空间"。这好比篮球，它的竞技特点是讲求"通过团队协作，获得进攻空间，才可投篮得分"。恰好"助攻"与"助手"在英语中同词。

话题回到显微手术，"显微"这个词可能会让人联想起细小的术野和狭窄的空间。然而在牙科领域中的显微手术，虽然术野细小，但常常需要相对宽广的手术空间。使用显微镜的时候，无法看到自己操控器械的手，所以不可能下意识地避开唇、舌以及颊黏膜，不知不觉间持针器和显微镊子会碰撞到这些部位。但唇、舌、颊黏膜以及手术器械等是不可以进入术野的，它们在目镜出现，对医生来说是极大的视觉噪点，产生心理压力，严重损害手术的流畅性。

而助手能控制这些因素。再次用篮球比赛来举例，助手就如控制整场比赛、帮助本方得分的控球后卫，而术者的任务只不过是投出精准的投篮，不断得分而已。也就是说，让术者能够把注意力完全集中在主刀一场同时具备优良精度和准度的手术上，这是助手的艰巨任务。

如此说来，手术现场必须要有一位充分理解显微手术，并且已经掌握手术辅助技术的助手。为了掌握显微手术，与术者并肩作战、共同成长的优秀助手是不可或缺的。如果没有这样的一张王牌在手，当务之急便是培养合格的助手。毋庸置疑，在显微手术中助手的角色相当重要。**图8**介绍了一种简单的训练助手工作的方法。

# ①牙科"学习俱乐部"的目的

迄今为止，作者都没有打过高尔夫球。并不是因为高尔夫球太无聊。作者相信高尔夫球必定是极为有趣，毕竟被人们调侃为"心有余而力不足的老头子"们，为了勤练高尔夫球都会早早起床。看到他们的狂热，作者能想象出这项运动魅力深厚。

之所以对高尔夫球敬而远之，其实是作者怕对高尔夫球着魔，玩物丧志，牺牲了工作的精力。随着不断的成长和成功，会面对更多世间诱惑。从世俗的爱好到高雅的兴趣，只要拥有了金钱、时间和健康，可以选择无数的兴趣爱好（当然，前提是无须为家务和养育后代而奋斗）。

那么，"学习俱乐部"的目的是什么呢？其实就是达成"成年人的乐趣"和"对牙科的钻研"两者之间的平衡。大部分的牙科医生，在年轻的时候还好，一旦步入中年，就会越来越少参加"学习俱乐部"。忙家庭事务、忙诊所开业等，变得忙忙碌碌。这时候就会为自己"不学习"找借口，经常听到他们说"为了减压，至少打打高尔夫球吧！"

但事实上，一次次的自我原谅之后，作为专业人士最该专注的自我提升，反倒被排在时间表的最末位了。诚然，拥有随心安排时间表的自由，但若要调整则需要契机的。从作者自身的经验来看，独自学习是真的很困难，更困难的是一直坚持独自学习。而参加"学习俱乐部"的目的是把"对牙科的钻研"这件事永远放在时间表的最高优先级，世界上最充实的事莫过于聚集一群志同道合的有识之士一起开展"学习俱乐部"了。虽然"看着"牙科杂志上那些著名临床大师们敢为人先的病例会发人深省，但真正能让人鼓起干劲的，其实是"看着"身边同行们的精彩病例，那种近乎内卷的刺激，更让人因焦虑而奋起努力。

作者在住院医师规培时代与朋友们创办了"Club GP"（全科医生学习俱乐部），不断发展壮大并活跃至今。洛杉矶道奇队任职20年的主教练，美国棒球界传奇人物汤米–拉索达曾说过："我的体内流淌着道奇蓝色的血液！"，对作者来说"Club GP"的意义也是如此，这个"学习俱乐部"就是支撑着作者的"骨骼"。作者在这个"学习俱乐部"中学到了很多，也与很多人相遇相知，一路同行。在牙科业界，不用像"一医局制度"（译者注：存在于日本的大学医院中，以科主任/教授的意思为最高指令，下属医生为其鞠躬尽瘁的制度）那样俯首听命，可以自由发展"学习俱乐部"，使这样的文化生根发芽，作者满心感恩。

然而，如果人生能够重来，作者会选择去参加一个"学习俱乐部"，成为其中一个会员，而不是成为"学习俱乐部"的主办人。因为比起参加，运营一个"学习俱乐部"会耗费更多的时间。也许这些时间作者也可以用来打高尔夫球。在美丽的草编绒毯上，面向着清澄蔚蓝的天空，用尽全力地挥杆打出一球，心中高喊："哇呜，太享受了！"，作者妄想着这样的一个场景，写下了这一篇专栏。

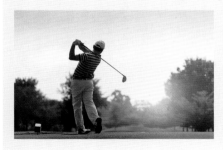

◀握着高尔夫球杆，用力打球的笔者的想象图。

# 第 2 章

# 切口理论

与口腔专业相关的神经与血管走行（颌面部）

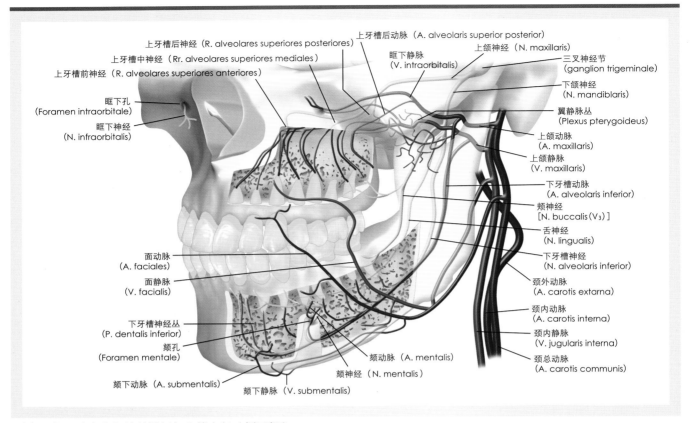

**图1** 与口腔专业相关的神经与血管走行（颌面部）。

## 知晓神经与血管走行的地图

在牙科领域，显微手术的切口设计与颌面部解剖密切相关。综览"切开"的目的，包括去除感染或坏死组织、打开术野创造入路、修整牙龈和牙槽黏膜形态、移动和覆盖龈瓣、减小瓣张力等。尽管切开的目的不尽相同，但绝不可无视口腔解剖结构，肆意设定切口。

相信读者们都知道，在决定切口之前，首先必须了解神经的走行，这是避免术后并发症的最基础事项。此外，还要了解血管的走行。不仅要预防术中和术后出血，还要预防术后因龈瓣缺血导致的术创坏死。因此，设计切口时还需要考虑龈瓣的血供。本章将重温口腔专业相关的解剖结构（**图1～图3**）。

神经和血管的分布，犹如流淌的河川。上颌动脉与面动脉从颈外动脉的前方分出，为上下颌骨与牙齿提供营养。上颌神经与下颌神经也从"上游"的三叉神经节的前后方发出，上颌神经分出腭小神经、腭大神经和鼻腭神经，以及颊侧的上牙槽后、中和前神经。而下颌神经则分出舌神经和下牙槽神经等。尤其是舌神经、下牙槽神经以及从下牙槽神经分出的颏神经，都是牙科医生在口腔外科手术中最常打交道的，必须充分掌握其走行。若对这些重要结构毫无防备，必然会招致不可逆转的严重并发症。

与口腔专业相关的神经与血管走行（腭部）

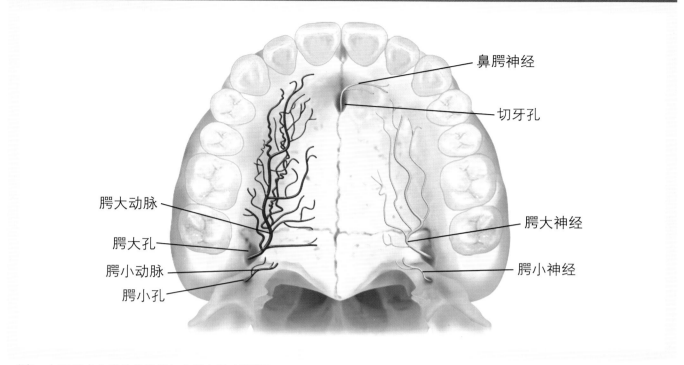

鼻腭神经
切牙孔
腭大动脉
腭大孔
腭小动脉
腭小孔
腭大神经
腭小神经

**图2** 与口腔专业相关的神经与血管走行（腭部）。

与口腔专业相关的神经与血管走行（下颌）

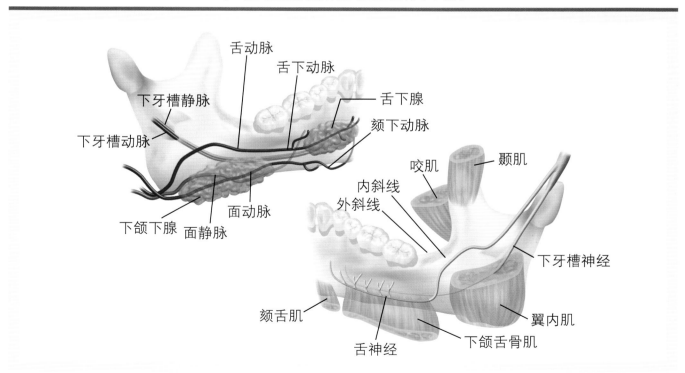

舌动脉
舌下动脉
下牙槽静脉
舌下腺
下牙槽动脉
颏下动脉
咬肌
颞肌
内斜线
外斜线
下颌下腺 面静脉
面动脉
下牙槽神经
翼内肌
颏舌肌
舌神经
下颌舌骨肌

**图3** 与口腔专业相关的神经与血管走行（下颌）。

## 切口与龈瓣设计的研究证据

迄今为止，很难找到高质量的研究证据，论证在牙周手术（包括显微手术）中，应如何设计切口。其中一个原因是存在伦理问题，无法开展严格的随机对照临床试验。还有一个原因是该课题与个人技术密切相关，无论如何都难以排除来自研究者或术者的偏倚，更不可能举办统一手术标准的大规模临床试验。因此，能查到的研究报告，绝大部分只停留在小规模的队列研究，或病例对照研究的层面。在全方位研读既有的报告后，作者将在本书提出一套"切口理论"。内容虽有未尽之处，但求书副其名。

在做牙周手术之前，术者应先思考瓣的设计，包括瓣的：①形状、②组成和③目的。据此可大致地分类。①形状包括：梯形、三角形、半月形、隧道、信封等；②组成包括：带蒂瓣、游离瓣、全厚瓣、半厚瓣等；③目的包括：减张、冠方移动、根方移动、侧方移动等。如"梯形半厚瓣的冠向复位瓣术"，即是把三者组合后直接作为术式命名。

## 全厚瓣与半厚瓣

究竟使用全厚瓣（full thickness flap）还是半厚瓣（partial thickness flap）？这是牙周手术中探讨的热点。具体地说，是"连骨膜一起剥离下来，暴露骨面"，还是"将骨膜保留在骨面上"。当然，这是根据手术目的来决定的（**图4**）。如果用贴近生活的事例类比全厚瓣与半厚瓣，让刚毕业的年轻医生能够明白，那么可以拿餐桌上带肉的牛肋骨来说明（**图5**）。翻全厚瓣后，骨面会完全暴露，而翻半厚瓣，则是不让骨

面暴露，更准确说应该是把一部分的结缔组织和骨膜保留在骨面上（**图6**）。因为翻全厚瓣后，龈瓣侧有骨膜，所以也把全厚瓣称为"黏骨膜瓣（mucoperiosteal flap）"，而半厚瓣侧无骨膜，所以也可称为"黏膜瓣（mucosal flap）"。

制备半厚瓣后，骨面存留骨膜，术者能够在骨膜上穿缝线，即可让龈瓣或者游离移植物缝合固定在目标位置上，即骨膜缝合（periosteal suture）。如果也用贴近生活的事例来类比，半厚瓣就像衣物或者鞋子上使用的尼龙搭扣（魔术贴，维可牢搭扣）（**图7**），显然，翻全厚瓣后，因骨面完全暴露，无法借骨膜缝合固定。与半厚瓣相比，翻全厚瓣的优势在于过程简单、穿孔风险较低，但龈瓣定位缝合的自由度逊于半厚瓣。

## 纵切口的理论

接下来谈谈纵切口。是否需要纵切口与术者个人喜好密切相关。例如，根面覆盖术是否需要追加纵切口，一直是讨论的焦点[1-5]。而今有人认为Miller I 类或Miller II 类牙龈退缩病例中不需要纵切口。再举个极端的例子，有高手指出：GBR中，即使需要龈瓣冠向推进，达到瓣缘部分重叠，完全覆盖骨移植物，也可以不做任何纵切口而达到7mm以上的冠向推进幅度（然而需要分离深达肌层，并且分离范围大于移植区域，以达到减张目的）[6]。

对纵切口如此退避三舍的原因，除了不增加手术创伤，还有避免龈瓣缺血风险[1]，以及术后的瘢痕形成（**图8**）[7]。不仅瘢痕会沿着切口形成，还有可能在切口起点即天然牙颈部龈缘留下裂痕，导致不美观或出现敏感症状。患者会认为这是不当手术引发的新问题。产生这些问题时纵切口难辞其咎。

## 全厚瓣与半厚瓣的特征

| | 全厚瓣 | 半厚瓣 |
|---|---|---|
| 翻瓣时穿孔风险 | 小 | 大 |
| 瓣复位的自由度 | ▲ | ○ |
| 骨移植 | ○ | × |
| 龈移植 | × | ○ |
| 4 口腔种植手术 | 种植一期 | 种植二期 |

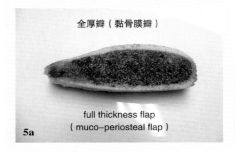

全厚瓣（黏骨膜瓣）

full thickness flap
( muco–periosteal flap )

5a

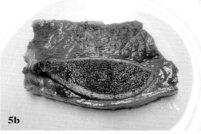

5b

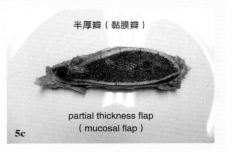

半厚瓣（黏膜瓣）

partial thickness flap
( mucosal flap )

5c

**图4** 全厚瓣与半厚瓣的特征（译者注：▲ 极小，○ 有，× 无）。

**图5a～c** 全厚瓣和半厚瓣与饭桌上的牛肋骨的类比。

## 半厚瓣

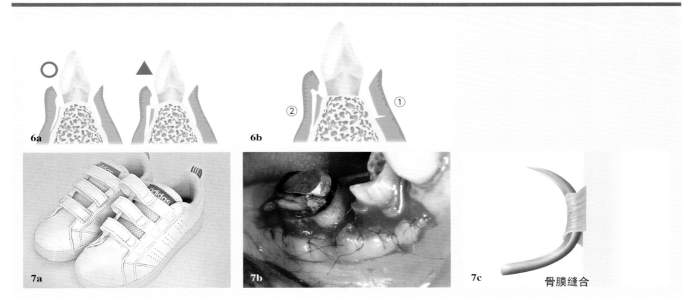

骨膜缝合

**图6a，b a：** 半厚瓣需要足够的厚度。在牙龈较薄的部位，应该让黏膜瓣侧更厚一些。

**b：** 为了消除缝合张力，分全厚瓣时使用①减张切口，分半厚瓣时则应该②在膜龈联合附近转为全厚瓣（译者注：此处指"根向复位瓣"的术式，采取"层厚交错"的翻瓣设计，即为split thickness flap）。

**图7a～c** 半厚瓣的讲解图。半厚瓣可以如同尼龙搭扣（魔术贴）般使用。因为骨膜保留在牙槽骨面上，所以可通过骨膜缝合，将半厚瓣自由地安置和固定在牙槽骨面上。

**a：** 用途广泛的魔术贴。

**b：** 使用显微式的根向复位瓣术。黏膜瓣定位在更加靠近根尖方的位置上，用7-0的尼龙缝线通过骨膜缝合来固定。

**c：** 骨膜缝合的模式图。

即使在纵切口必须越过膜龈联合（mucogingival junction，MGJ）的情况下，也不必切开牙槽黏膜的"表面"。在切口延伸至即将跨越膜龈联合之处时，先停下手术刀，转变刀尖的方向使之潜行切开牙槽黏膜下方的组织，继续延长纵切口（**图9 ~ 图13**）。这么做的原因是，与致密胶原纤维富集、血管较少的附着龈相比，牙槽黏膜是血管密集的非角化黏膜，此处表层切开，出血量瞬间大增。出血意味着血供阻断，对于创口愈合来说有百害而无一利[8]。膜龈联合根尖方的牙槽黏膜深部为富含弹性纤维的疏松结缔组织[9]，所以即使不在黏膜表层施加切口，也比较容易剥离，使龈瓣的冠方移动不受阻碍。

这项技术并不是作者的原创，而是在种植修复方面声名显赫的白鸟清人医生所提出的。这项技术不仅可以应用在种植外科，也与日常的口腔外科手术过从甚密。白鸟医生是一位气质出众、性格直爽的名医，他的高尔夫球技术甚至达到半职业水平，在形象艺术派油画上更是颇有造诣。作为一个人能够达到这样的境界，可谓登峰造极。作者对白鸟医生尊敬又崇拜，且缘分颇深，借本书出版的机会，取得了白鸟医生的同意，将这个切口命名为"潜入切口（over and under incision）"。

## 常规使用沟内切口和牙槽嵴顶切口

说完"纵"向，作者要开始讲解水平切口设计。水平切口的设计当然也与血供密切相关[10]，需要保证血供不受阻断。而无意义地追加切口或设计不当切口，会使术区陷入缺血的状态，要谨记这一原则（**图14**）。**图15**展示作者的一个因不恪守戒律而导致严重并发症的病例。

如前所述，血流的分布犹如河川的流淌。动脉，如同主干多次分出支流，支流再分支流，成了毛细血管。这样血液能够到达末梢，把营养输送到组织的每一个角落。动脉分支因浸润分散，最终消失在末梢组织中。口腔内的血管则是从远中到近中，从低位到高位，逐渐由粗变细，网状分布在组织当中，最终消失[11]。而消失的位置正好就在缺牙区牙槽嵴顶，以及天然牙颊舌侧中央。颊侧与舌侧的血管网是不会相互吻合交通的，因此在牙槽嵴顶附近的1 ~ 2mm存在着无血管区域[10]。由此可见，原则上口内切口，在缺牙区应设计在骨嵴顶，天然牙区则适合设计在沟内。

两者以外的所有水平切口，不管在血管束的中游还是下游，都像是在血流方向上设置了堤坝一样，制造阻碍。所以设计水平切口的位置时，必须慎重考虑如何保障血供，确保龈瓣或移植物不会因为缺血而坏死。

## 显微外科手术中的切口设计和创口愈合

显微外科手术的切口设计与传统手术没有明显差异，两者都以考虑血供、尽可能地减少切口为宗旨。然而即使做了同样的切口，通过显微技术或许可以在更加狭窄的部位施行更加精细的手术，这有利于创口愈合。与其说这是显微镜的高倍扩大视野带来的增益，不如说是归功于体积小、操控灵活的显微器械。有了这些器械，显微手术中创口对位严密，比传统手术更容易实现一期愈合。

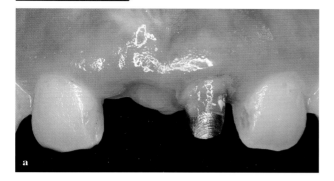

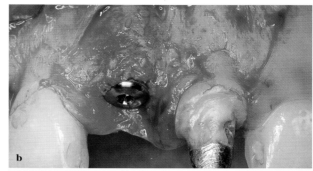

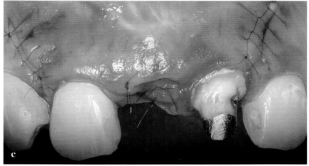

**图8a ~ c** 25岁女性患者。<u>1</u>缺牙区植入种植体，为了保存龈乳头，在<u>2</u>的远中和<u>1</u>的远中设置了纵切口。

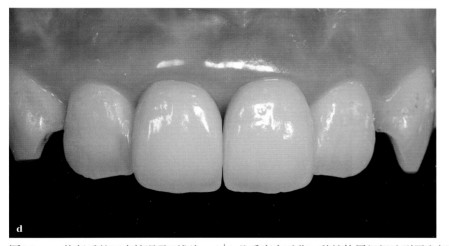

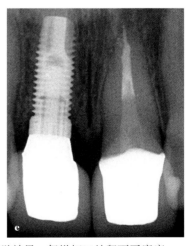

**图8d，e** 修复后的口内情况及X线片。<u>1|1</u>几乎完全对称，种植体周组织达到了良好的美学效果，但纵切口处留下了瘢痕。

**图8f** 术后8年定期随访时的口内情况。<u>1</u>的种植体周软组织可见爬行效应，而天然牙<u>1</u>可见轻微的伸长。即使依然保持着可以接受的美学效果，但纵切口带来的瘢痕仍未消失，其在牙槽黏膜的部分尤为显著。自此之后，作者再也没有在牙槽黏膜上施加过纵切口。

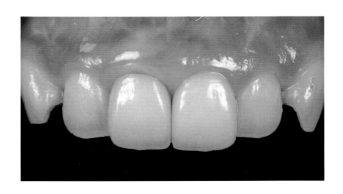

纵切口①

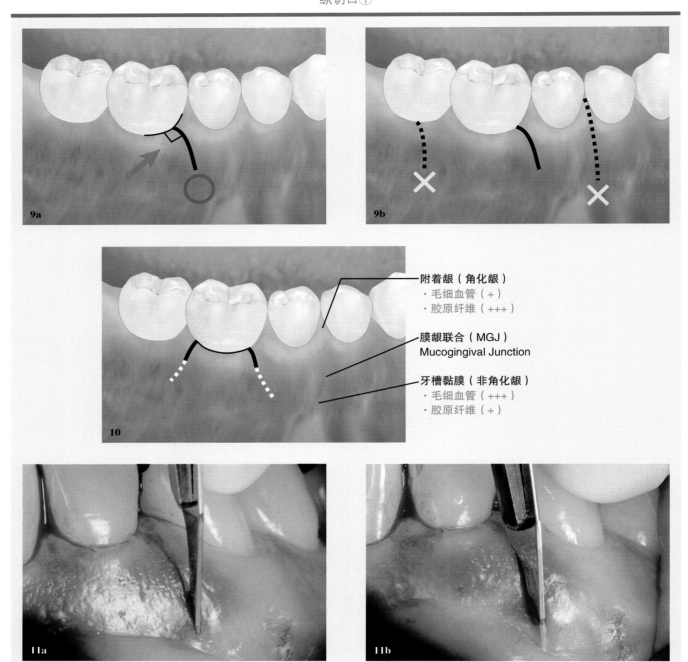

图9a，b　纵切口起始处垂直于龈缘，避免从龈乳头、唇颊侧中央处开始切开，以防止龈乳头的丧失和龈裂的形成。

图10　纵切口的设置。尽量将纵切口限制在附着龈区域内，确需超越膜龈联合的情况下，则不切开牙槽黏膜的表层，保留一层黏膜上皮，在其下方的结缔组织内切开，并剥离翻瓣。

图11a，b　刀刃将划至膜龈联合时，暂停切开，转换刀刃的方向，使之潜行到牙槽黏膜的下方，继续延长纵切口。

## 纵切口②

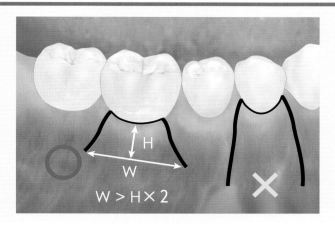

**图12** 龈瓣基底部需有充足的宽度，应该为纵切口长度的2倍以上。

## 延伸瓣设计（remote flap design）与局限瓣设计（limited flap design）

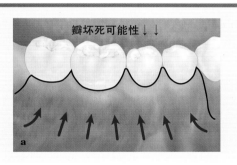
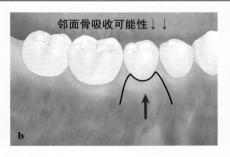

**图13a，b** 延伸瓣设计（remote flap design）与局限瓣设计（limited flap design）。
**a：** 延伸瓣设计（remote flap design）的血流量更充足，龈瓣坏死的风险较低，但创伤比较大，分离龈乳头可能引发牙龈退缩。
**b：** 反过来，局限瓣设计（limited flap design）能够保留龈乳头，但龈瓣容易发生缺血，使龈瓣坏死或瘢痕形成的风险更高。

## 上下颌动脉血供的分布范围

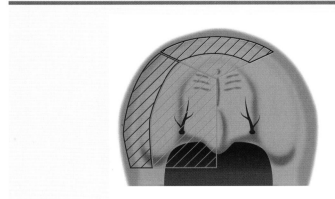
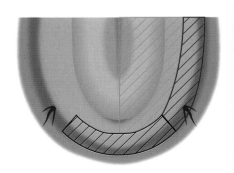

**图14** 上下颌有各自的动脉血供分布范围，各区独立且区分明显。换言之，在上颌的红色区域（腭降动脉的血供区域）施行手术时，不能指望来自蓝色区域（眶下动脉）或者绿色区域（上牙槽前动脉）的血供补偿。

病例：**05**

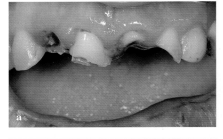
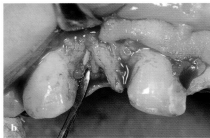

**图15a，b** 40岁女性患者。因外伤多颗上前牙冠折或根折就诊，2｜无法保留，需拔除。

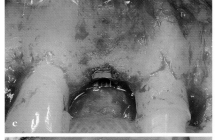
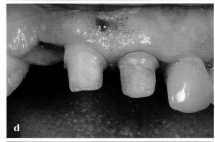

**图15c，d** 拔牙窝愈合后，在 2｜缺牙区植入种植体。但由于龈瓣处理不当，丧失了近中龈乳头。

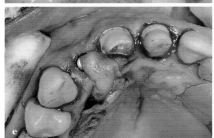
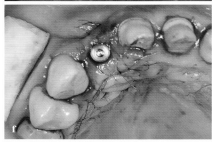

**图15e，f** 为了弥补手术的失误，从腭侧制备带蒂结缔组织瓣，利用闭合式手术尝试重建 2  1｜之间的龈乳头。

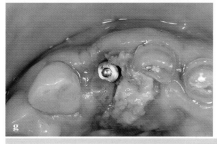
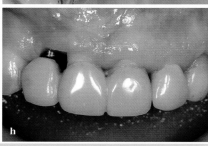

**图15g，h** 然而，术后出现了坏死，更加剧了龈乳头的丧失程度。

**要 点**

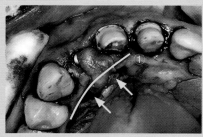
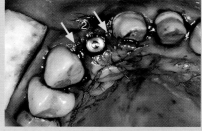

反思这次失败的原因，极有可能是无视翻瓣术的"切口理论"。也就是说，①水平切口过于接近腭侧牙颈部，术区基本丧失来自腭部的血液循环，成了"血供孤岛"。另外，②唇侧、牙槽嵴顶有愈合基台，移植瓣只能获得极少量的血供。这样在腭侧做水平切口后，不管是带蒂瓣还是移植游离龈，必然会出现术区的缺血或者牙龈的坏死。本病例中，为了尽力恢复已消失的龈乳头，最终选择隧道瓣技术（tunnel technique）进行了龈乳头重建。

要点 🖊

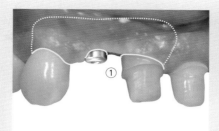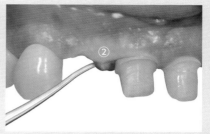

切口：①从 1 的近中轴角到腭侧远中，从 3 的近中轴角到远中轴角，分别做沟内切口。另外，从基台的边缘开始，向两侧邻牙制备隧道瓣，贯通至龈乳头下方。唇侧分离半厚瓣，延伸至膜龈联合。②制备大范围的信封瓣，使得软组织瓣的植入和隧道瓣的冠方复位时，承受非常微小的张力。这次手术不施加纵切口和水平切口，是为了最大限度地保证龈瓣血供。

游离结缔组织移植：从上颌结节获取结缔组织，在基台周围制备的半厚瓣内，相当于②的龈乳头下方植入。

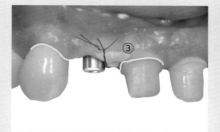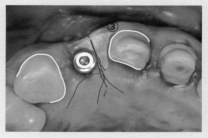

缝合：③利用基台，使用7-0尼龙线将牙龈移植瓣缝合固定。

图15i，j 术后的口内情况和X线片。虽然无法达成完全的龈乳头重建，但患者对结果"并无不满"。龈乳头分数（papilla index score）从0上升到了2，然而还是需要深刻反省整个治疗经过与结果（译者注：龈乳头分数，0代表乳头完全消失，2代表消失一半以下。参考第8章图16）。

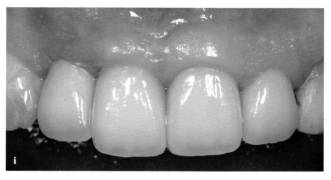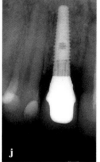

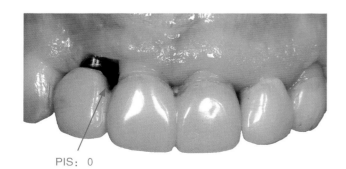

PIS: 0

k

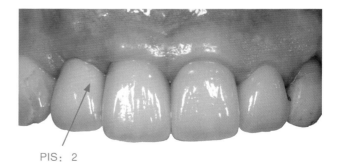

PIS: 2

l

图15k，l 术前和术后对比，龈乳头分数得到了改善。

切口的设计

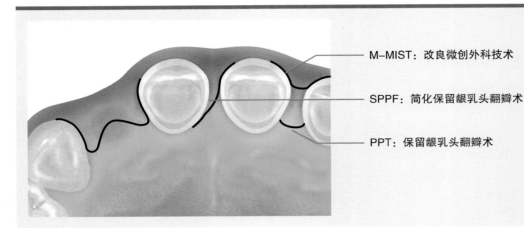

M-MIST：改良微创外科技术

SPPF：简化保留龈乳头翻瓣术

PPT：保留龈乳头翻瓣术

**图16** 在龈乳头处切开和翻瓣，容易导致其外形消失，所以推荐使用避开龈乳头的切口，或者能够把龈乳头整块剥离的切口。但是，这是比较难的，在没有显微外科技术和显微器械的前提下，可以说举步维艰。使用传统方法和器械，在牙间部操作会处处受限。

举一个具体的例子，Burkhardt[12]等人发表过一项研究报告。研究中纳入10位患有上颌双侧尖牙牙龈退缩的患者，设计分口对照，一侧在裸眼下使用15号手术刀和4-0缝线，另一侧在显微镜的高倍视野下使用显微手术刀和7-0、9-0缝线，完成根面覆盖术。结果显示，后者的根面覆盖面积更大，差异达统计学显著性。荧光染色血管造影发现，在显微镜辅助下，新生血管形成的速度更快。

另外，Andrade[13]的临床对照研究中，纳入29位牙龈退缩患者，其中14位使用显微外科技术行根面覆盖术，15位使用传统方法行根面覆盖术，结果根面覆盖率前者平均为92%，后者平均为83%（然而没有统计学差异）。但是单纯看显微外科手术的结果，角化龈宽度和厚度都有明显的增加。

因此得到了一个结论：即使设计同样的切口和术式，显微外科技术也会为患者带来额外的增益。

## 让显微外科手术名副其实的切口设计

显微外科手术中，由于使用了小巧或者精细的手术器械，使得运用传统手术时难以施加切口的部位，也能设计出合理且精细的切口。**图16**展示的是在口内手术部位中尤为狭窄的代表——牙间部，应如何设计切口[14-17]。

如果使用诸如15号那样的常规手术刀片来做龈乳头显微手术，恐怕只能用于已预备的基牙，或者两牙间距较大的情况，无法用在常规的龈乳头处。龈乳头是牙周整形外科中"珠穆朗玛峰"级别的难关。有报告指出，在此处一旦切开和剥离，不仅会引发龈乳头退缩[18]，还会导致牙槽骨吸收[19]。

再者，在龈乳头处翻瓣，由颊侧至舌侧，龈谷处纤细，血供缺乏。即使在显微镜下，把非角化的且狭窄形态的龈乳头瓣从骨膜上无创伤地整块分离下来，也是非常困难的。

作者所使用的显微外科手术器械

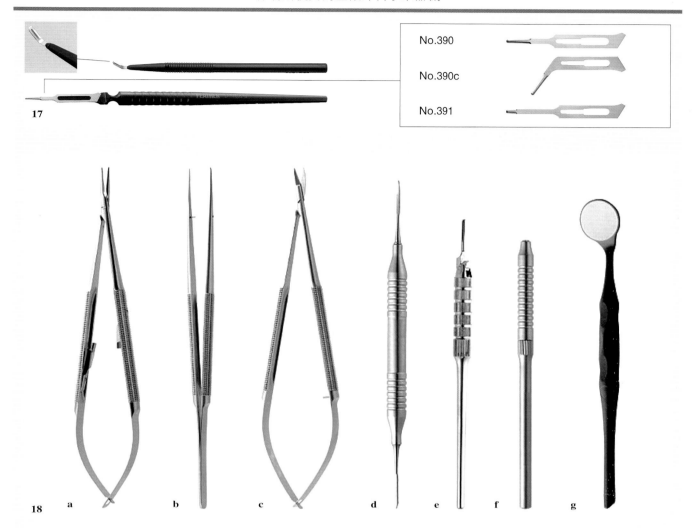

**图17**　显微外科手术中使用的手术刀。上图是眼科用［P-7926B（Feather）］的手术刀，在龈乳头的隧道瓣制备中操作性良好，下图是作者常规使用的，专为牙科手术研发的显微手术刀（Feather），常用的是No.390。另外，由钛合金制作的手术刀柄［DF-160S-3（Feather）］与手指尖比较贴合，操作性卓越，不愧为精细部位显微手术的重要武器。

**图18a～g**　显微手术器械的工作端和手持部分均修长，尖端窄小，属于精密制造［Club GP外科套装（KLS Martin，茂久田商会）］。

**a：**Martin显微持针器（直），钳子尖端有金刚砂涂层，钳夹物不容易滑脱，全长为18mm，满足后牙区的操作。

**b：**Martin显微镊子，与持针器一样，在尖端有金刚砂涂层。

**c：**Martin显微剪刀，也可称为"刀"。它不仅在显微手术中可用于剪断缝线，还可修整牙龈或骨膜减张。

**d：**Martin显微剥离器，即"Allen型"的剥离器。龈乳头等处质地脆弱、操作空间窄小，如果在此处不使用该类剥离器，很容易挫伤组织。

**e：**Martin显微手术刀柄（可变式），是一种角度可变的手术刀柄。一般手术刀柄的刀刃部分难以到达磨牙的远中，而角度可变式的刀柄在此时彰显优势。另外，在腭部获取游离结缔组织瓣时，角度可变的刀柄可以避开天然牙列的阻挡，运刀更加自如。

**f：**Martin显微手术刀柄，用于安装可拆卸式的显微刀片或显微口镜。

**g：**Hahnenkratt表面反射口镜，为显微外科手术中专用口镜，也称作"表面反射口镜"。意味着光不透过镜片，而是直接从表面反射。虽然表面反射口镜昂贵且容易受损，但由于它不会形成二重反射影像，视觉噪点少，降低了高倍镜下的操作压力。

病例: 06

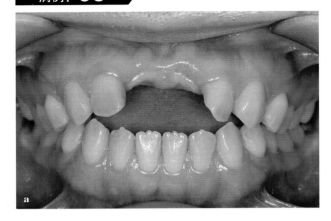

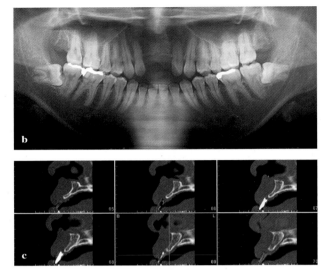

**图19a** 22岁女性患者。2010年3月因牙齿不美观就诊。儿童时期曾从游乐设施上坠落，导致 1|1 脱落。除此之外无特殊既往病史。这是初诊时的口内照片。已经佩戴局部可摘义齿，缺牙区的牙龈出现瘢痕化。另外前牙呈现开𬌗。

**图19b，c** 初诊时的曲面断层片，以及 1|1 缺牙区的CBCT。缺牙区牙槽骨明显吸收，难以常规植入种植体。颊舌向仅残余2～3mm骨量。最终计划缺牙区牙槽骨水平向增量8mm，牙槽嵴软硬组织整体水平向增量10mm，并需有垂直向增量。

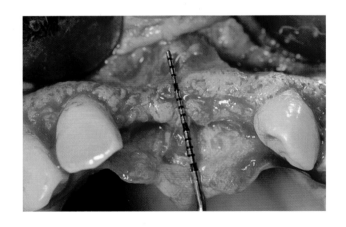

**图19d** 种植体植入前，在 1|1 缺牙区行骨增量手术。由于患者不同意使用骨替代材料，计划使用自体块状骨移植。供区选择下颌埋伏智齿的颊侧，在拔除埋伏智齿的同时采集自体骨（当时的背景是：Bio-Oss等骨移植材料仍未在日本国内得到使用许可）。图示缺牙区牙槽嵴显著狭窄。

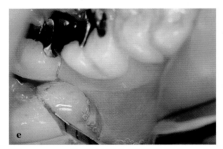
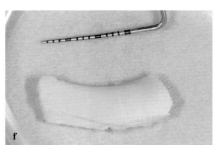
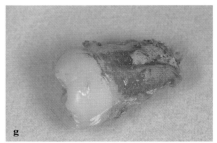

**图19e～g** 拔除下颌右侧埋伏智齿，获取自体骨块。

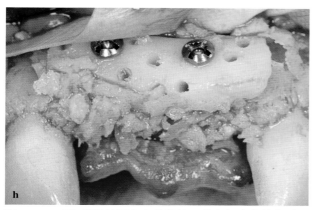
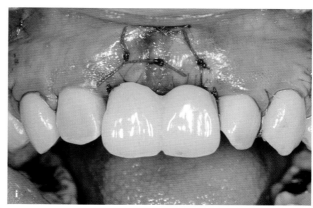

**图19h，i**　用2根螺丝固定自体骨块，并在间隙中填充颗粒状自体骨，然后关闭创口。

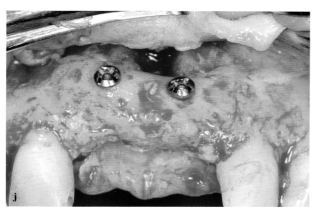
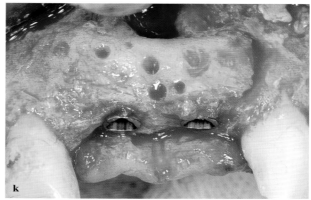

**图19j，k**　GBR后8个月种植一期手术，见移植骨块在受区成活。预测自体骨仍会继续吸收。按照传统方法植入种植体。

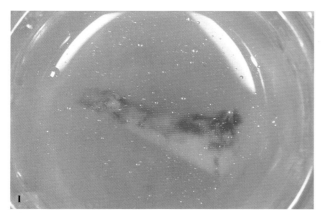
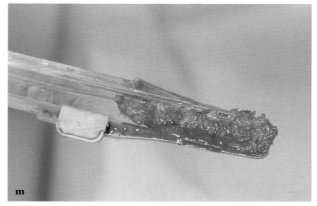

**图19l，m**　拔除下颌左侧埋伏智齿的同时，再度采集自体骨块并粉碎，再用骨刨采集自体骨屑用于GBR。

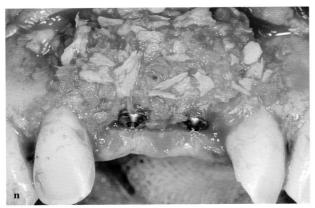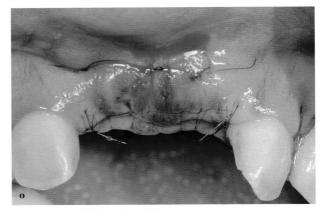

图19n，o　预估自体骨后期会再吸收，在种植体周再次行GBR。使用6–0、7–0缝线关闭全厚瓣。

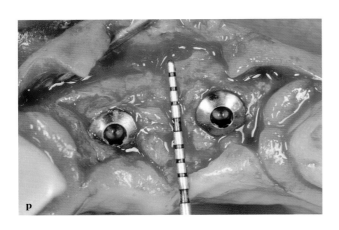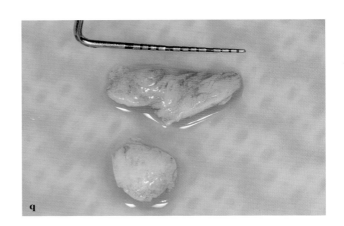

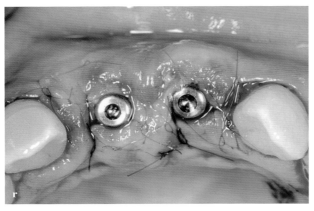

图19p～r　种植体二期手术和安装临时修复体。同期在腭部取结缔组织移植物，增厚种植体唇侧软组织。

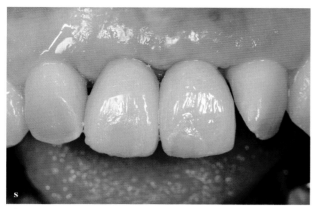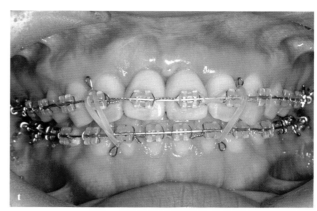

**图19s，t**　安装临时修复体，再次全牙列正畸治疗。通常来说正畸治疗应该在种植体植入前进行，但本病例中 1|1 的水平向位置关系比较容易预测，也为了不让上颌侧切牙因橡皮圈的颌间牵引而伸长，需要用种植体作支抗，所以选择了先种植后正畸的顺序。然而还是无法完全遏制上颌侧切牙的伸长，术后种植体间的龈乳头高度、种植体–天然牙间的龈乳头高度，以及唇侧龈缘明显不协调。

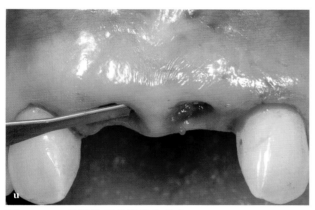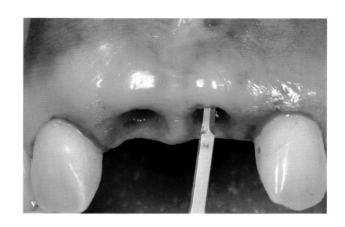

**图19u，v**　种植体间的龈乳头重建。

**u：**在显微镜的高倍视野下，两种植体之间的龈乳头下方制备隧道瓣。

**v：**让唇侧的信封瓣与邻牙的沟内切口相互交通，可以在不施加任何骨嵴顶切口和纵切口的情况下减少来自牙槽嵴的牙龈张力，创造结缔组织植入所需要的空间。

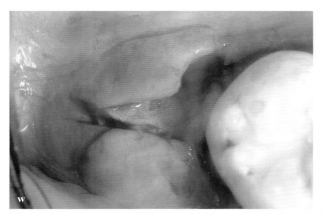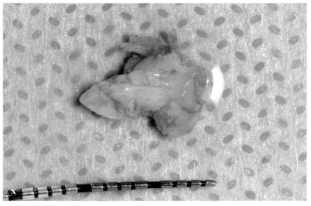

**图19w，x**　使用远中楔形瓣术从上颌结节处获取上皮下结缔组织。

本书收录的翻全厚瓣的病例，均采用M-MIST[20]或者龈乳头基底部切口（papilla based incision）[21]等不剥离龈乳头的切口。收录的牙周整形手术病例，均不触犯龈乳头下方的骨膜和龈乳头的表层，而是在牙龈下方制备隧道瓣。无论何者，都不是简单的技术。但使用显微镜和显微手术专用器械（**图17**，**图18**），谨慎地施行手术，这些术式都可以实现。不仅可以规避组织坏死的风险，还可以阻止瘢痕形成，达成早期愈合（**图19**）。

## 使用显微镜在高倍视野下的减张切口

做减张切口是为了让龈瓣能完全覆盖骨增量部位。根据部位的不同，减张方法也有不同。上颌腭侧的牙龈很厚，并且几乎都是角化龈，就算切断骨膜也无法获得减张。因此可以认为此处不适合做减张切口。也就是说无法在上颌腭侧减张以伸展龈瓣，只能依靠颊侧减张切口来获得龈瓣的伸展量，以完全包裹植骨部位。通常切开翻瓣的水平切口都在骨嵴顶，但作者认为应该在骨嵴顶偏唇侧2mm处设置水平切口[10,22]。至于纵切口，作者会设置在缺牙区延伸1~2颗邻牙之处〔即延伸瓣设计（remote flap design；**图20**）〕[23]。

翻瓣超过膜龈联合至少5mm以上为宜。为了良好的血供保障，应在基底处有充足厚度的地方施加减张切口。由此推算，预计水平减张切口的位置在膜龈联合以下3~4mm处（**图21**）。

减张切口应该是连接两侧纵切口的一条水平切口线。减张切口不需要多条切口线[21,24-25]，也不需要深入切断肌层。应在显微镜的高倍视野下，使用锋利的手术刀或者显微剪刀的尖端，从纵切口的断端开始，提起绷紧骨膜，仅把骨膜切开，最终的骨膜切开线必须是单线，"从一端连接至另一端"。

虽然这是传统的骨膜减张切口，但作者特意称为"水平向骨膜减张切口（horizontal periosteal incision）"。这样大约可以获得5mm的减张[26]，但如果想要获得更多的减张，不应该往肌层加深切口，而应该将骨膜从龈瓣中分离，或者追加横扫（sweeping）的动作，边提拉龈瓣边分离[24]，在器械触诊到有"卡住"的地方或者减张不足的地方，则用手术刀切断骨膜。通过这样的方法可以获得10mm以上的龈瓣伸展。

作者将这种方法称为"垂直向骨膜减张切口（vertical periosteal incision）"。在显微外科手术中，垂直向骨膜减张切口是主力。在黏骨膜瓣上可分离5mm以上的黏膜瓣，这样就能获得更多的龈瓣减张（**图22**，**图23**）。

下颌颊侧的减张切口与上颌别无二致。但是由于下颌后牙区有颏孔，在该处做减张切口几乎是禁忌。如果一定要减张，应在清晰的视野下确认颏孔的位置，利用显微镜在高倍视野下仔细观察周围结构。距离颏孔周5mm以上做减张切口。可以先用手术刀或者显微剪刀的尖端，在高倍视野下只切开骨膜表层，再薄薄地谨慎地沿这条切痕小心地分离。

值得注意的是，颏孔周围的骨膜表层与颏神经的主干接近。所以在此处第一刀切得过深，很可能当即损伤颏孔周围的神经与血管主干。因此应在无出血的情况下薄薄地只切开骨膜的表层，再往深处一边确认颏孔的位置和颏神经的走行，一边钝性分离[21]。

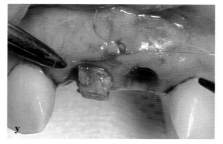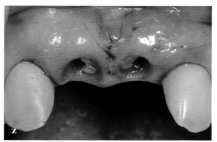

**图19y，z** 在两种植体间的龈乳头下方植入上皮下结缔组织，用7-0的Proline缝线固定。一般来说来自上颌结节的结缔组织是纤维成分多的致密组织。术后疼痛等并发症较少发生。

要 点

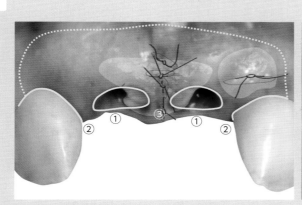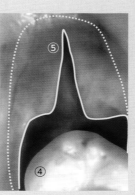

**切口**：为了让 1|1 两颗种植体之间龈瓣充分减张，①种植体周行沟内切口，②邻牙 2|2 也行沟内切口。由此切口分离隧道瓣，唇侧越过膜龈联合，贯通③种植体周围，形成 2十2 范围的隧道瓣。

**游离结缔组织移植**：参照远中楔形瓣术，④分离半厚瓣。换言之，做邻近牙的沟内切口，以及⑤向远中延长的骨嵴顶切口，以此决定瓣的外形。为了松解牙龈，靠近基底的切口应尽量靠近骨膜（或者连骨膜一起剥离）。在开口度和解剖学结构受限的情况下，可以把整个上颌结节软组织连同上皮一起取下来，在口外去除上皮，变成游离结缔组织瓣。但止血和愈合的时间将延长。本病例还需要增加受植区唇侧牙龈厚度，于是又从腭部获取了结缔组织。

**缝合**：|1 2 之间的唇侧使用腭部获取的结缔组织，两颗种植体间则植入从上颌结节处获取的结缔组织，用7-0尼龙线缝合。术后即刻安装临时修复体，限制术后肿胀所造成的移植物移位。

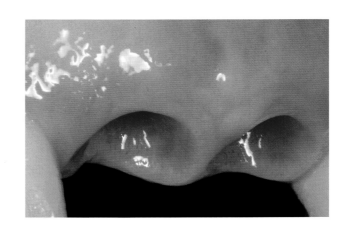

**图19aa** 安装基台前种植体周软组织的状态。

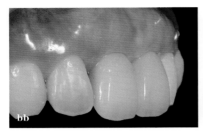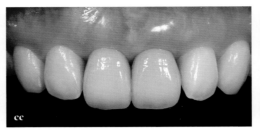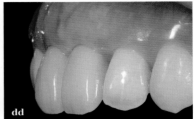

**图19bb ~ dd** 安装最终修复体后的口内情况。

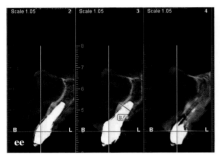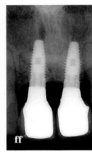

**图19ee，ff** 术后的CBCT以及根尖片。

**ee**：牙槽骨的垂直向增量最大约5mm，水平向增量最大约6mm。

**ff**：此时种植体间的牙槽嵴顶与种植一期时的对比，发生碟形吸收（saucerization），大约降低了1.5mm，但完全没有出现种植体唇侧软组织和龈乳头的退缩。

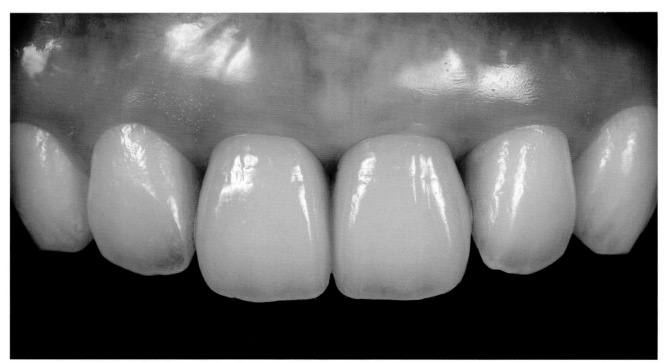

**图19gg** 种植体植入3年后随访观察。种植体周黏膜和龈乳头甚至有增生的迹象。本病例治疗难度高，而利用显微外科技术却能获得毫无瘢痕的治疗效果。

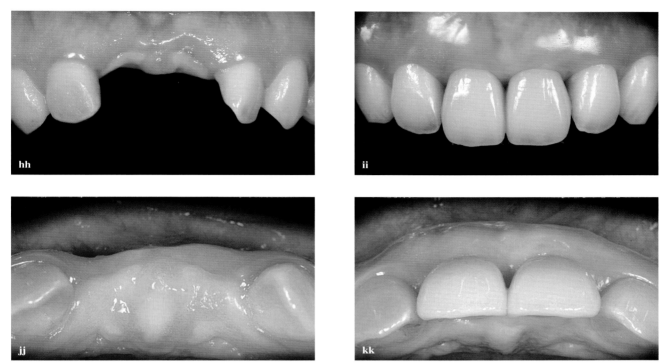

**图19hh ~ kk**　术前与术后的比较。以上颌尖牙的牙尖和腭皱襞作为参照点，牙槽嵴垂直向10mm范围内，实现水平向约8mm的增量。

## 龈瓣冠方移动量的测量结果

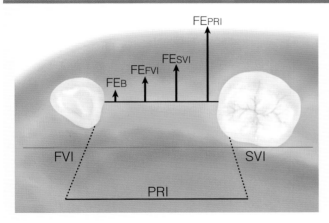

一侧做纵切口（FVI），翻瓣后能增加（1.1±0.6）mm的移动量。

追加另一侧纵切口（SVI），比基线多（1.9±0.1）mm的移动量。

再加上减张切口，松弛龈瓣，能比基线多（5.5±1.5）mm的移动量。

**图20**　切开翻瓣后，测量减张切口能获得多大的龈瓣冠方移动量。

［FVI（first vertical incision），第一个纵切口；SVI（second vertical incision），第二个纵切口；PRI（periosteal-releasing incision），骨膜减张切口；FEB（amount of flap extension at baseline），基线的瓣移动量；FEFVI（amount of flap extension after first vertical incision），第一纵切口后的瓣移动量；FESVI（amount of flap extension after second vertical incision），第二纵切口后的瓣移动量；FEPRI（amount of flap extension after periosteal-releasing incision），骨膜减张切口后的瓣移动量］。

骨增量手术中的纵切口

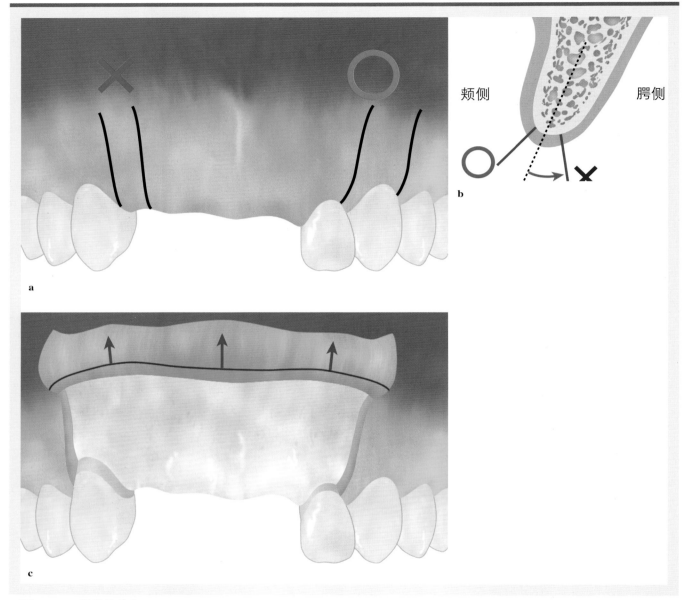

**图21a ~ c** 骨增量手术。

**a:** 骨增量手术中做纵切口并翻瓣后，来自龈瓣下方骨面的血供减少。因此从缺牙区邻牙开始，延伸1 ~ 2个牙位设置纵切口［延伸瓣设计（remote flap design）］。

**b:** 上颌腭侧覆盖着厚厚的角化龈，无法通过减张切口松弛龈瓣，即腭侧龈瓣无法冠向移动。因此，若在偏腭侧处切开，切口只会停留在偏腭侧处，这样难以实现创缘相对（raw to raw）的严密缝合，不易保持骨移植材料的形态，产生龈瓣坏死的风险。究其原因，牙槽嵴顶至红色箭头区域本是缺乏血供的，当颊侧做减张切口后，颊侧瓣血供进一步受阻，该区域缺血状态将加剧。

**c:** 减张切口是连接两侧纵切口的一道切口线。若要加大冠向移动量，获得更好减张效果，应剥离骨膜，可获得10mm以上的龈瓣伸展。

## 水平向、垂直向骨膜减张切口

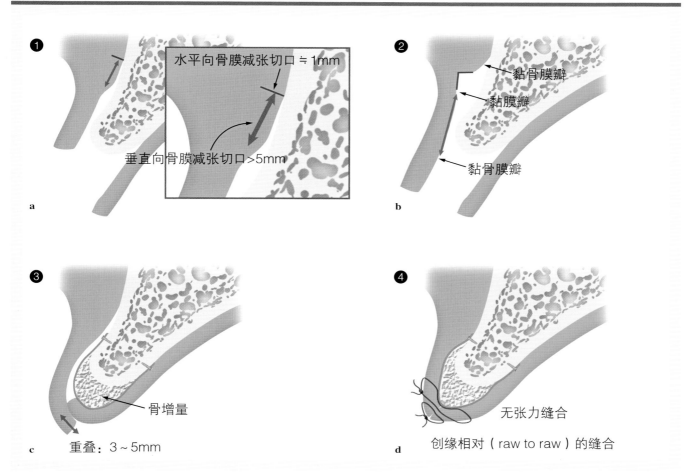

**图22a ~ d**　水平向、垂直向骨膜减张切口。

**a，b：** 显微外科技术中存在"水平向"与"垂直向"两种骨膜减张切口。首先，第一切口是在膜龈联合根尖方3 ~ 4mm，即较低位置处设置水平向骨膜减张切口，不切断结缔组织，只切断骨膜。接着，第二切口是使骨膜减张切口，从一条切口"线"扩展成为一个黏膜瓣"面"。"面"的宽度有多少，龈瓣减张量就有多少。施加垂直向减张切口时，用显微镊子提拉龈瓣，让骨膜切口绷紧，然后使用器械向冠方钝性剥离骨膜，或者把手术刀的尖端对着骨膜切口，如同用刷子一般轻柔地往返横扫（sweeping），这样比较容易获得减张。不管用哪一个方法，目标都是把骨膜从全厚瓣中微创地分离出来。

**c：** 骨增量手术要求两侧的龈瓣至少要减张至重叠3 ~ 5mm，否则术后肿胀会导致创口裂开。

**d：** 确认可以"无张力"地关闭创口后，进入缝合阶段。缝合时需要两侧龈瓣内侧面结缔组织创面相对，即"raw to raw"状态，然后使用褥式缝合进行严密关闭。

垂直向、水平向骨膜减张切口的实际情况

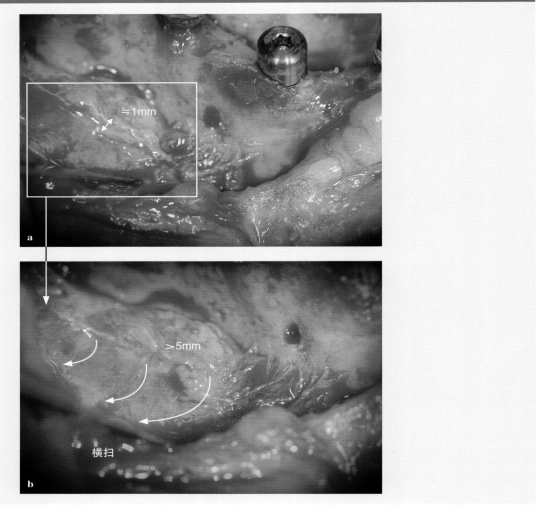

**图23a，b** 垂直向、水平向骨膜减张切口的实际情况。

**a：** 第一切口是水平向骨膜减张切口，此时，被切断的骨膜两端相距只有1～2mm。

**b：** 施加第二切口，即垂直向骨膜减张切口后的情况，可见被切断的骨膜两端的距离超过了5mm，两端的黏骨膜瓣（全厚瓣）之间制备出了黏膜瓣（半厚瓣）。

　　下颌舌侧也可以施加水平向的减张切口。但后牙区的深部存在着舌神经及血管丛，此处的损伤是必须要避免的。因此，作者绝对不会在此处盲目施加减张切口。在下颌磨牙舌侧，只需要把下颌舌骨肌从骨面上剥离下来就可以获得大量的减张，仅此即可让舌侧龈瓣向冠方移动[27]。下颌前牙的舌侧也是一样的，只需要剥离出颏舌肌就可以获得舌侧龈瓣的减张，但这个部位有较多的舌下动脉和颏下动脉的分支，还有很多肌肉等器官的附着，因此要注意控制术中出血。也不可无限制地让舌侧瓣冠方移动（考虑到术后功能障碍）。

# 第 3 章

# 达到理想的缝合

## 缝合理论的探究

与第2章所论述的"切口"一样，迄今为止讨论"缝合"的高质量研究证据寥若晨星，但是可以总结出一份"缝合理论"。开篇之际，应当回顾缝合的意义，重温缝合的原则。

缝合是指"在缝线处于最小张力下，将创面固定在术者想要的位置"。这应是较精准的定义，也是作者当下深入思考所得。作者曾尝试查阅有没有别的表述，但始终找不到更权威的，只好斗胆提出这样一个"缝合的定义"。如果对缝合感兴趣，深入探究，会发现当中有无穷奥妙。早于公元前2000年，人类已经在使用各种各样的材料来缝合。虽然争论不断，但缝合基本方式却始终不变[1]。即使到了现代，医学已取得了惊人的进步，然而仍未发明出能够取代针和缝线，合理固定创面的方法。甚至在医疗领域，完全感受不到人们对其替代品的渴求。

缝合有着悠久的历史，也有着庞大的日常需求，却没有绝对的经典可以参考，甚至没有令人信服的定义。尽管如此，从古至今，纵横四海，无论临床医学还是牙科学，"缝合"都是外科手术中不可或缺的一个手段。

缝合并没有恒久不变的形式或方法。"只要结不松，不危害组织，不引起感染，即为正确的缝合"。这样的结论广受认可。

也就是说，缝合拥有较高的自由度。谈及个案病例，不存在"非此缝法不可"的刻板限制，只有"这种缝法比较适合"的取舍思考。作者认为只要能获得理想的创口愈合，不论是外科结，还是褥式缝合，都属于细枝末节。但如果无法实现理想的愈合，则需审视缝合方法和设计上是否存在缺陷。缝合有一套明晰的理论，切不可"随意而为之"。

## 缝合与结扎

缝合与结扎，英语中分别称为"suture"和"ligature"。若细分二者差异，收拢龈瓣、穿针、过线、打结、剪线等一连串的动作流程称为"缝合（suture）"，而其间用两侧缝线打结的动作称为"结扎（ligature）"。然而查阅一般的日语词典，"缝合（suture）"和"结扎（tie）"二词除了动作上有差异，词语的风格与色彩也有区别。

作者更喜欢"suture"一词。它意味着轻巧地、谨慎地"缝"在一起，让人在细微情感上产生共鸣。而后者的"tie"，表示坚硬无情地"捆绑"或者"勒"在一起，给人以压迫感。

显然，在显微手术中追求的是"缝合（suture）"。缝合应是极微小的创伤。虽然说目的是促进创口愈合，实际却人为地造成新的小创伤。更有甚者用过大张力结扎龈瓣，瓣缘出现缺血或者撕裂，非但不算最小的手术创伤，简直堪称医源性并发症。因此，显微手术的目标应该是"用最小的创伤、最小的张力，在微观层面上紧密地固定创面"。为了达到这个目标，特意选择细小缝针，以及比以往更昂贵、更细的缝线。

话虽如此，用了极细的缝线后，可能会因为术后牙龈肿胀引起缝线断裂。加之不可回避的成本问题，有时不得已也要选回令作者嫌弃的粗缝线。

缝线的结构

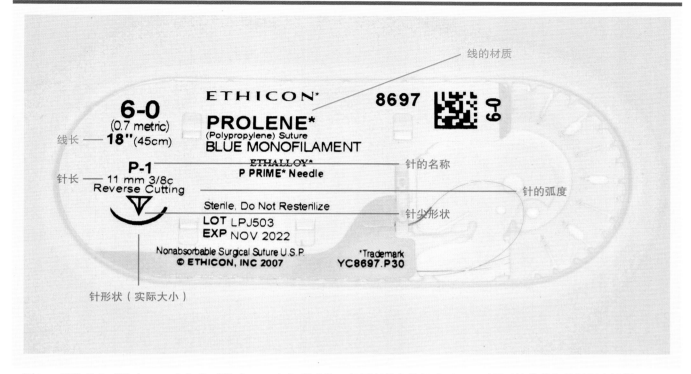

图1a　缝线是由"针（needle）"和"线（thread）"组成的。各厂商的产品组成不一，可通过缝线的包装标识来识别。

缝针的种类

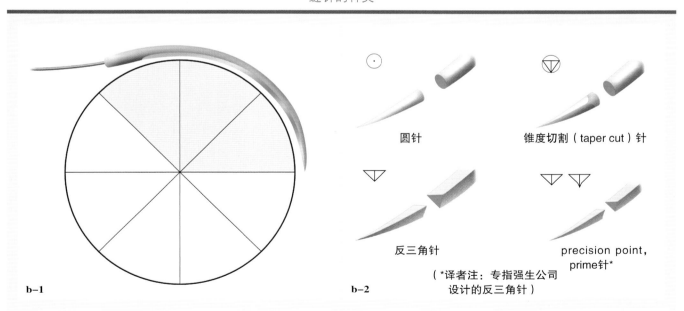

图1b-1，b-2　b-1："3/8弧（3/8c）"是指把圆8等分，缝针的弯曲弧度为其中的3份。作者认为在口腔领域，3/8弧更适宜。1/2弧度过大。

b-2：针尖的形状方面，宜选择容易刺穿，但不易撕裂龈瓣进出针点的反三角针。不适合选圆针刺穿角化龈。

在实际的显微手术中，应平衡可操作性、创伤性、持久性和经济性等方面，灵活选用细或粗的缝线。根据缝合目的和作用来组合使用缝针与缝线，才能既经济又高效（**图1**）。

## 显微手术中使用的缝线

如前所述，缝合是会对软组织造成微小创伤的一项外科操作。因此缝针、缝线应该尽量细，且生物相容性高[2-4]。但如果缝线过于细，无法耐受缝合时的张力，也无法抵抗术后肿胀，可能会断裂，产生创口裂开的风险。因此，显微手术中常规使用7-0的单股缝线，但在褥式减张缝合时，也常使用6-0或者5-0的单股缝线。虽然8-0缝线在显微手术中也有一定作用，但与7-0缝线相比价格陡升，而线的粗细变化却不大（**图2**）。

牙周-种植中的显微手术，首选7-0的尼龙或者聚丙烯单股缝线。若使用丝线，进针点和出针点处容易形成菌斑生物膜。所以无论丝线粗细，都不应在显微手术中使用[2-4]。

7-0的缝线，就算用在龈乳头下方等极其脆弱又敏感的部位，也非常适合。但是，为了对抗术后肿胀，不能只使用单针缝合，而应在同一部位使用2针或者3针缝合（**图3**）。多针缝合比单针更牢固，持久性更好。牙科医生都熟知这道理。如同毛利元就"三矢之训"的故事——三兄弟若不团结，将会像单支的箭，易被折断；但若是心往一处，3支箭并齐，就不容易折断了。

必须掌握缝合打结技术，不给组织添加多余的张力。但是，如果每次缝合都测量具体的"最小张力"，即使有专用的测量仪，也非常麻烦且不现实。老实说，作者也不知道究竟多少克才称为"最小张力"。刚才也说过，口腔缝合的高质量证据寥寥无几。虽然作者没有详尽的数据和确切的依据，但通过多年经验累积，形成的"缝合理论"，作者想为大家介绍一种张力适中的缝合方法——"几何缝合（geometric suture）"[6]（**图4**）。

几何缝合与传统的外科结相似（**图5**）。唯一与外科结不同的是，第二次绕线时绕双圈，能巧妙地控制张力，让结变成一个椭圆形的线环。若缝合操作错误，或者打结时张力过强，则无法呈现几何缝合（geometric suture）独特的椭圆形线环。

换言之，几何缝合属于一种外科结。只要确认打出椭圆形线环，术者就能靠视觉判断，该结不会松脱，且两侧龈瓣在张力适中的前提下对位关闭。恐怕只有几何缝合能做到这一点。而且发生术后肿胀时，圆环不断收缩，如同减震器一样，消减进出针点处的张力。**图5**展示的是详细的打结方法。**图6~图11**展示的是口腔内手术涉及的各种缝合技术与临床例子。

显微外科中使用的缝线

| USP大小<br>（美制） | 缝线大小<br>（公制，Gauge No.） | 直径（mm） | |
| --- | --- | --- | --- |
| | | 最小 | 最大 |
| 12 – 0 | 0.01 | 0.001 | 0.009 |
| 11 – 0 | 0.1 | 0.010 | 0.019 |
| 10 – 0 | 0.2 | 0.020 | 0.029 |
| 9 – 0 | 0.3 | 0.030 | 0.039 |
| 8 – 0 | 0.4 | 0.040 | 0.049 |
| 7 – 0 | 0.5 | 0.050 | 0.069 |
| 6 – 0 | 0.7 | 0.070 | 0.099 |
| 5 – 0 | 1 | 0.10 | 0.149 |
| 4 – 0 | 1.5 | 0.15 | 0.199 |
| 3 – 0 | 2 | 0.20 | 0.249 |

**图2a**　显微外科常规使用7–0的单股缝线。在褥式缝合等要求缝线张力的情形，应使用6–0或者5–0的单股缝线。

牙科领域主要的缝线分类

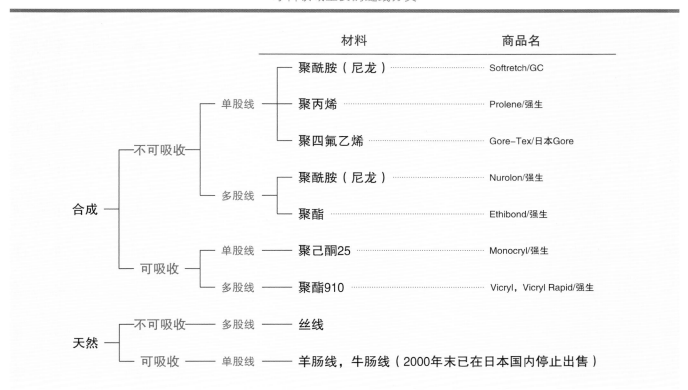

**图2b**　现今牙科领域主要的缝线分类。根据材料与结构分类。根据材料可分为天然与合成材料缝线、可吸收与不可吸收缝线。根据结构可分为由一根线构成的单股缝线，以及多根细线编制而成的多股缝线（也称为丝线）。

不同的缝线材料对菌斑附着的影响

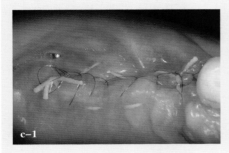 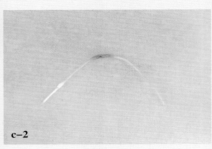 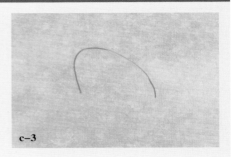

**图2c-1～c-3** 与聚丙烯线相比，聚四氟乙烯线上附着的菌斑更多。Gore-Tex缝线富有弹性，强度较高。GBR做了减张切口后，仍需要带一定张力的缝合，此时Gore-Tex缝线不可或缺。但需要注意若缝线长期留置，将是菌斑生物膜形成的温床。

**病例：07**

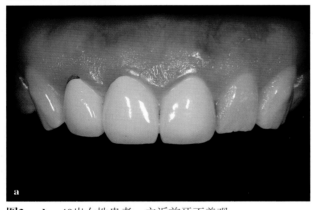 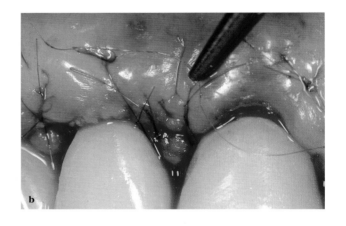

**图3a，b** 40岁女性患者。主诉前牙不美观。

**a：** 患者诉说每次前牙修复治疗后，都引发新的牙龈退缩。也在意由于"金属着色（metal tattoo）"，牙龈发黑。

**b：** 切除牙龈变色的部分后，使用冠向复位瓣和上皮下结缔组织移植术，行根面覆盖。因为需要在脆弱且空间狭小的龈乳头下方缝合半厚瓣，所以使用了7-0尼龙缝线。为了增加冠向张力，防止术后肿胀导致的缝线断裂，不采用单针缝合，而是追加到了3针缝合。

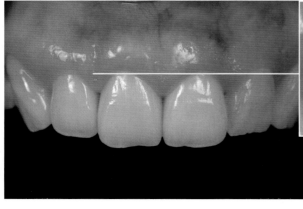 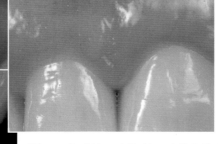

**图3c** 术后的口内情况。虽然在狭窄的龈乳头下方缝合了多根缝线，但因为使用了7-0缝线并在最小的张力下打结，获得了毫无瘢痕的牙龈美学结果。

缝合理论①

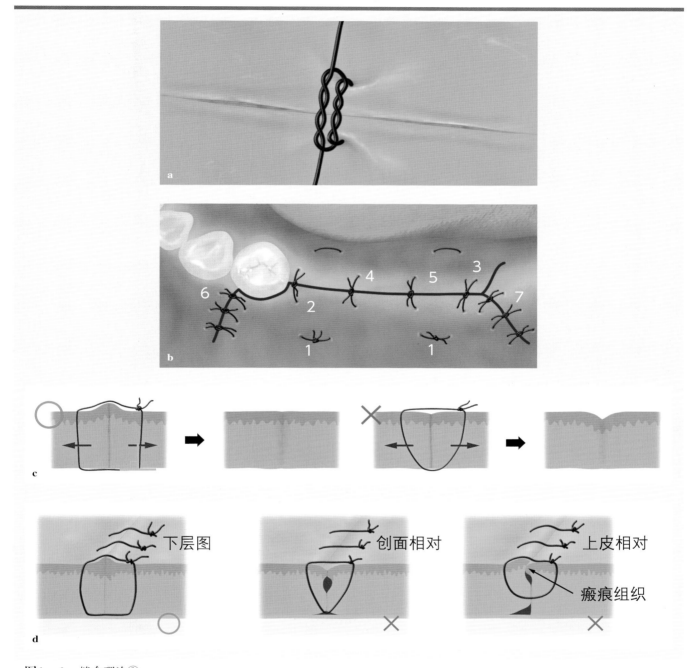

**图4a，b**　缝合理论①。

**a：** 在缝合打结时，应该在最小张力下完成。若强力结扎，将会对创缘施加压力，引起血供受阻或者因肿胀致创口裂开。几何缝合（geometric suture）形成一个"圆轮（oval）"，保持较理想的张力。

**b：** 缝合可在"最重要的部位"优先开始。以GBR为例，冠向龈瓣伸展是创口完全闭合的关键，所以首先行褥式缝合，然后在生物膜上方的龈乳头处缝合。

**图4c，d**　龈瓣的两侧应以创面相对（raw to raw），即必须让黏膜固有层相贴。如果是上皮与上皮（epi to epi）相对的形式，将影响龈瓣愈合，形成瘢痕。所以需事先修整龈瓣，使之达到"raw to raw"。如果残留上皮或者挫伤层，创口愈合将延迟，形成瘢痕。应该保持90°进针，90°穿出龈瓣，让龈瓣断端以平面对接（butt joint），保证龈瓣断端创面相对，紧密贴合。

缝合理论②

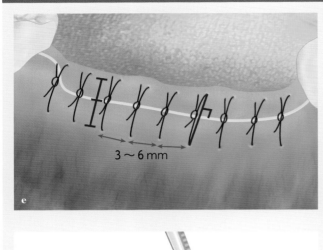

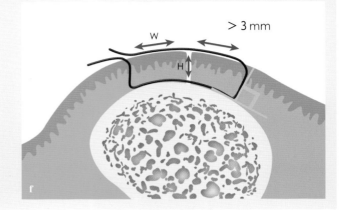

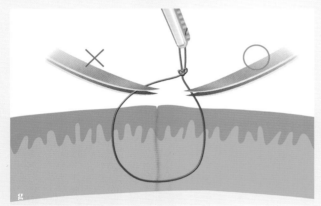

图4e ~ g　缝合理论②。

e：各针缝合间应保持3 ~ 6mm水平距离。进针点和出针点连线垂直于切口，并且切口两侧对称，等间隔排列。否则，会在某一处集中应力，或者龈瓣断端产生错位。

f：进针点和出针点应该在角化龈处。如果两点与切口之间的距离相等，至少有3mm，则张力不会偏向一侧，不容易发生创口裂开。进针宽度（W）应为牙龈厚度（H）的2倍。诚然该公式无明确的科学佐证，只是惯用的做法。

g：拆线时，应牵引缝线，暴露埋藏在组织内的部分，再剪断缝线。如果剪断的是口腔内暴露的部分，则缝线的不洁区域会穿过组织内部。

打结法①：男结

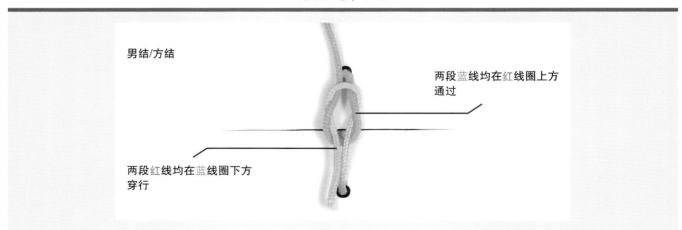

图5a　这种被称为男结（square knot）的打结法，与帆船和露营等常用的结绳术（ropework）——平结是相同的。即第一结和第二结在相反方向上缠绕。优点是紧凑，难以松脱。它在临床医学中被频繁使用。但是，为了达到"最小张力"的缝合，打结时无法控制力量，容易系结过紧，阻碍组织血供，可能对创口愈合产生负面影响，因此在显微手术中，除了连续缝合的最终打结之外，几乎不使用该法。

打结法②：女结

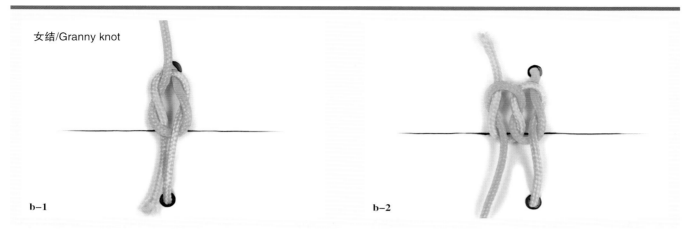

女结/Granny knot

b-1

b-2

**图5b-1，b-2** 女结（granny knot），也可直译作"祖母结"，暗喻其力量较弱，会即刻松脱。

**b-1**：只打女结是不够的。临床医学和牙科学中都不会单独使用女结。

**b-2**：但是，容易松脱反过来意味着容易系紧，也就是说打结后还能继续系紧，有时是种便利。若想系紧，可追加至三重结。若特意要防止结松脱，或有意增加缝合张力，可以先打女结，然后追加半个男结，才算完成（即三重结）。

打结法③：外科结

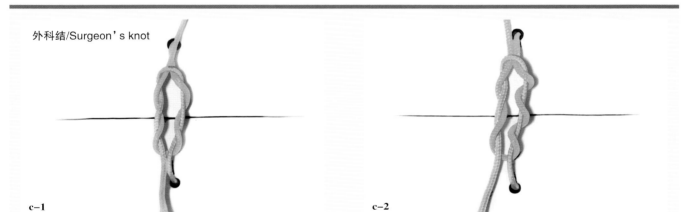

外科结/Surgeon's knot

c-1

c-2

**图5c-1，c-2** 用几何缝合（geometric suture）技术缠绕形成外科结（surgeon's knot）。第一个结和第二个结都是两重打圈，是显微手术中很实用的打结法。

**c-1**：打好椭圆形结后，术者可以靠视觉来确认龈瓣在合适的张力下对接。这方法在显微手术中非常有效。

**c-2**：在张力较强的手术部位使用尼龙缝线时，往往打第一个结后容易松脱。可以让第一个结缠绕3圈而成，以防止缝线松脱。第二个结通常缠绕2圈就好了。

## 显微手术中外科结（surgeon's knot）的打结步骤

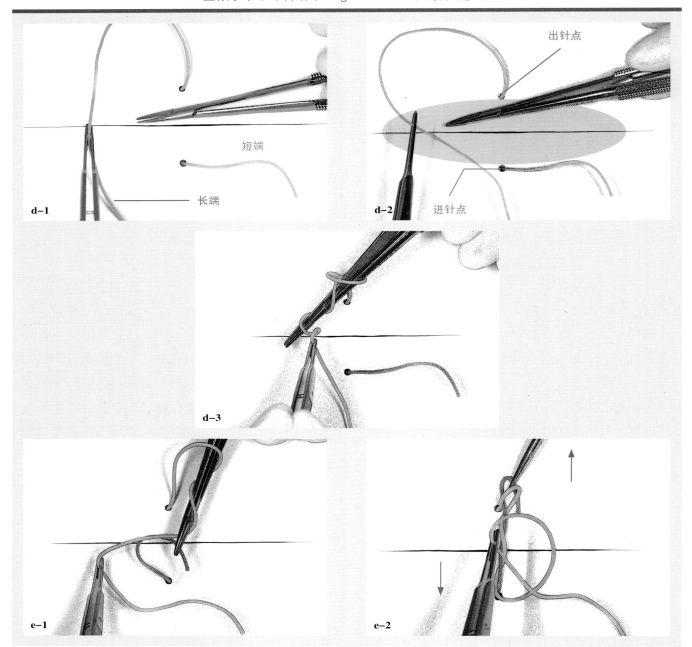

**图5d-1～e-2　d-1：**要理解几何缝合（geometric suture）的步骤，需将自己的身体与切口平行。首先，从一侧的龈瓣穿入，另一侧穿出，带针侧的线称为长端（long tail），另一侧称为短端（short tail），在进针点处余留3cm左右。

**d-2：**若为右利手，左手持镊子夹持距离出针点7～10cm的缝线处。右手握持针器，应将它始终放置在进针点和出针点之间，在绿色区域内完成系列的缝合操作。

**d-3：**缠绕成圈（wrapping）打第一结。持针器指向自己，顺时针缠绕2次或3次。

**e-1：**右手的持针器夹住短端（short tail）的末尾往上方牵引，左手夹住长端（long tail）往下方牵引。

**e-2：**第一个结完成。

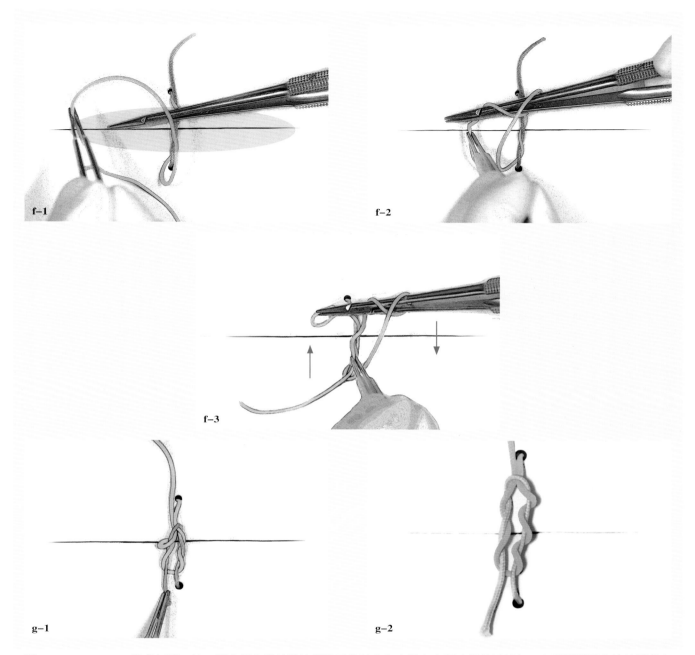

f-1

f-2

f-3

g-1

g-2

**图5f-1 ~ g-2  f-1**：接着打第二结。再次把右手的持针器置于进针点和出针点之间（绿色区域），左手用镊子夹持长端离出针点7 ~ 10cm的线处。

**f-2**：缠绕成圈打第二结。与第一结相同，左手持镊子指向自己，缠绕尖端朝上的持针器2圈。

**f-3**：右手持针器夹住短端的末尾，往下方牵引，左手夹持长端往上方牵引。

**g-1**：为了打出"卵圆状（oval）"的结，应一边牵引两侧的缝线，一边调整其形态。

**g-2**：完成。

褥式缝合的分类：水平褥式缝合与垂直褥式缝合

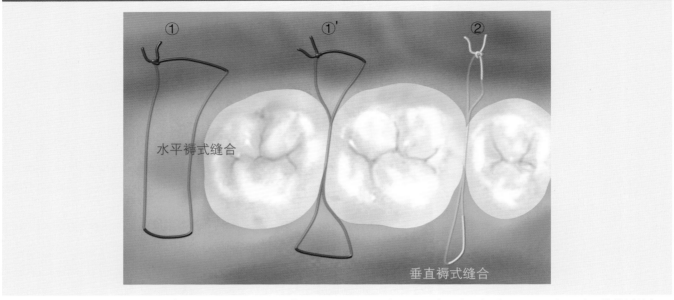

**图6a** 可以将水平褥式缝合（①）与垂直褥式缝合（②）看作同样的缝合法。临床上水平褥式是基础，它呈平面状给瓣施加压力。但在牙间等狭窄部位，没有水平褥式的缝合空间（①'），所以第二个进针点放在第一个进针点的垂直方向上，变成了"线状施加压力的水平褥式的变异型：垂直褥式"。

水平褥式缝合的分类：1型和2型

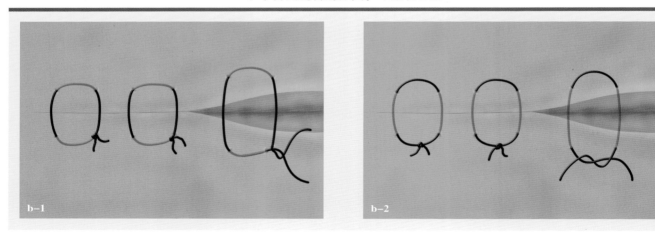

**图6b-1，b-2** 水平褥式缝合分1型和2型。作者认为褥式缝合除了"水平与垂直"之分以外，还没有严格统一的分类标准。因此在本书中，打结后缝线会在切口上方通过的缝合称为"1型"，在切口下方通过的称为"2型"。

**b-1**：1型水平褥式缝合。此缝合可给予龈瓣向下的压力，使之向下方贴合。若想把龈瓣固定在靠根尖方的位置上，可使用此褥式缝合方法。

**b-2**：2型水平褥式缝合。此缝合可产生牵引龈瓣往上的力。

## 1 型水平褥式缝合/ Horizontal Mattress Suture Type I

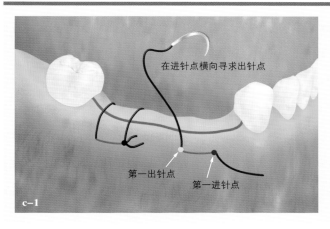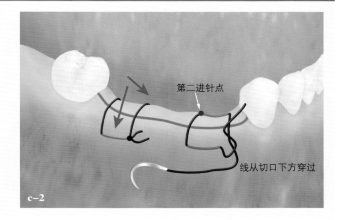

**图6c-1，c-2**　1型水平褥式缝合。在第一进针点的水平方向上寻求第二个进针点，以"面"状而非"线"状来固定龈瓣，水平褥式因此而得名。它可把龈瓣压紧在骨面上［下压力（downward pressure），绿色箭头］，让龈瓣以"面状"贴合骨面。

## 2 型水平褥式缝合/ Horizontal Mattress Suture Type II

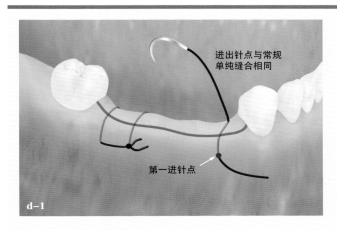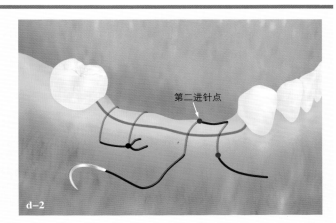

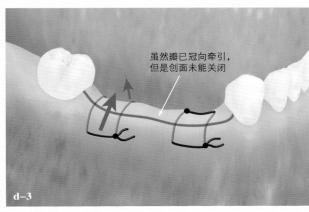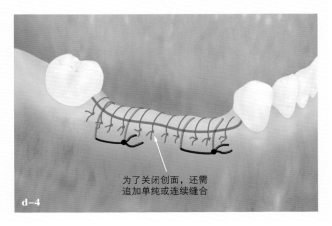

**图6d-1 ~ d-4**　2型水平褥式缝合。此缝合产生牵引龈瓣向冠方的力量［上抬力（upward pressure），绿色箭头］。即在想让龈瓣稍外翻且往上方牵引时使用。这种缝合频繁用于临床，适用于骨增量或者牙周再生手术中。

## 1型垂直褥式缝合 / Vertical Mattress Suture Type 1

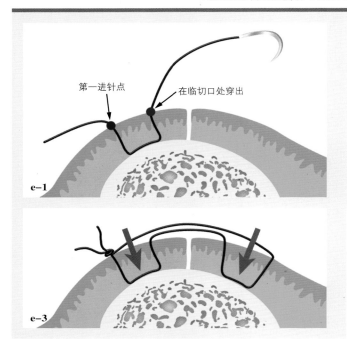

第一进针点

在临切口处穿出

e-1

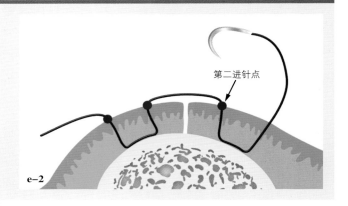

第二进针点

e-2

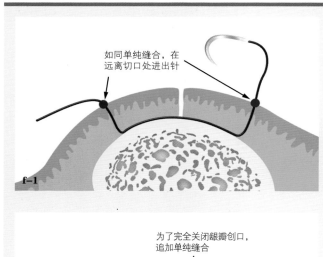

e-3

图6e-1 ~ e-3　1型垂直褥式缝合。与1型水平褥式缝合相同，产生把龈瓣压向骨面或者根面的力量［下压力（downward pressure），绿色箭头］。与水平褥式的"面"状压力不同，这种缝合以"线"状压力来固定龈瓣。

## 2型垂直褥式缝合 / Vertical Mattress Suture Type 2

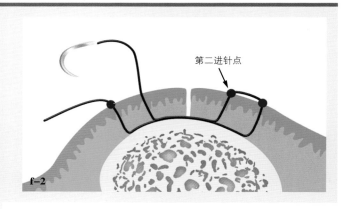

如同单纯缝合，在远离切口处进出针

f-1

第二进针点

f-2

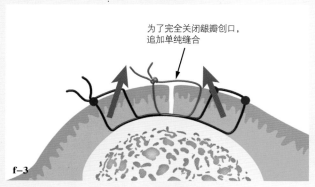

为了完全关闭龈瓣创口，追加单纯缝合

f-3

图6f-1 ~ f-3　2型垂直褥式缝合。与2型水平褥式缝合相同，产生把龈瓣向冠方牵引的力量［上压力（upward pressure），绿色箭头］。单独使用这个缝合是无法完全关闭创口的，需要追加单纯缝合。

悬吊缝合/ Sling Suture

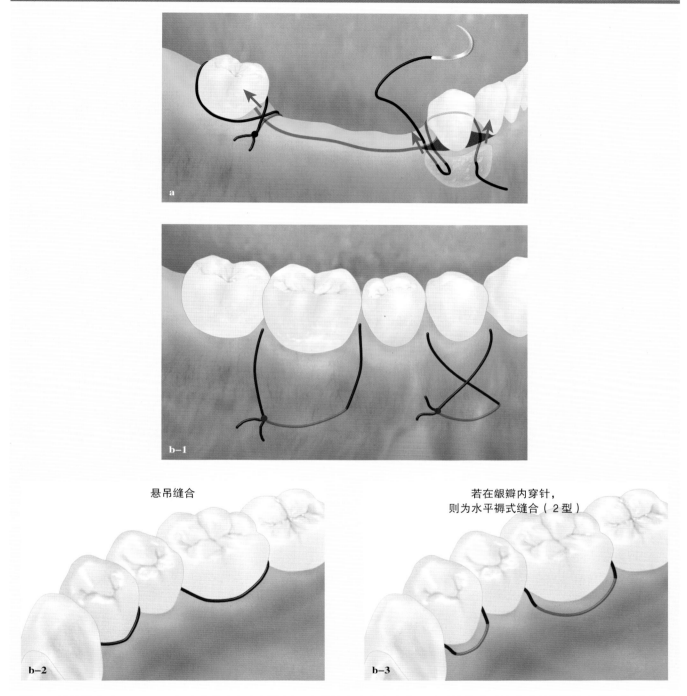

悬吊缝合

若在龈瓣内穿针，
则为水平褥式缝合（2型）

**图7a** 悬吊缝合（sling suture）也在临床上高频使用。这种缝合法自由度高，只要能借助天然牙或者种植体上部结构等"物体"牵引缝线，产生冠向的上抬力（绿色箭头），都可以称为悬吊缝合。

**图7b-1~b-3** 2型水平褥式缝合也算是一种悬吊缝合。如果借某物体牵引缝线，施加上抬力就称为悬吊缝合的话，那么2型水平褥式缝合也可看作是把缝针贯穿舌腭侧的"牙龈"，向冠方牵引的一种悬吊缝合。

单纯连续缝合/ Simple Continuous Suture

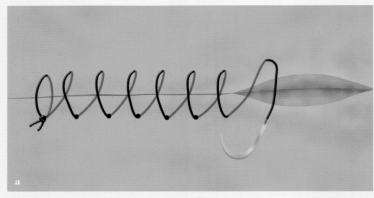

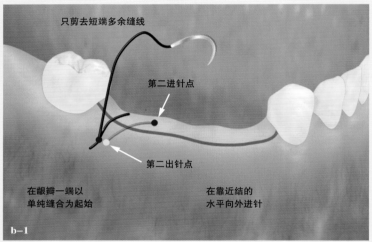

只剪去短端多余缝线

第二进针点

第二出针点

在龈瓣一端以
单纯缝合为起始

在靠近结的
水平向外进针

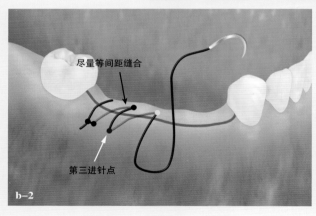

尽量等间距缝合

第三进针点

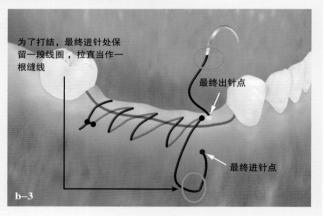

为了打结，最终进针处保
留一段线圈，拉直当作一
根缝线

最终出针点

最终进针点

**图8a** 连续缝合是用一根缝线从创口的一侧连续缝至另一侧，可以减少操作时间，缝线用量也比多个单独缝合的总量少。但是，只要有一处松脱或者破损，整个创面都会裂开。还有一个缺点是，只要各个缝合部位的张力调整不当，创缘将发生错位，难以紧密贴合。

**图8b-1 ~ b-3** 单纯连续缝合，从字面理解，是通过连续多个单纯缝合关闭创面。然而，缝线并非垂直地从切口下方穿至对侧，拉紧缝线后总会出现让创缘错位的力。连续缝合是从一个单纯缝合开始，只剪去短端余线。为了完成缝合，在最终进针点处故意余留一段缝线，形成一个线圈，把这个线圈拉直当成一根缝线，然后与长端打结。因为这个结是由3根缝线组成的，外科结会变得很烦琐且巨大，所以打成一个"小结"或者"三重结"即可。

连续水平褥式缝合/ Continuous Everting Mattress Suture

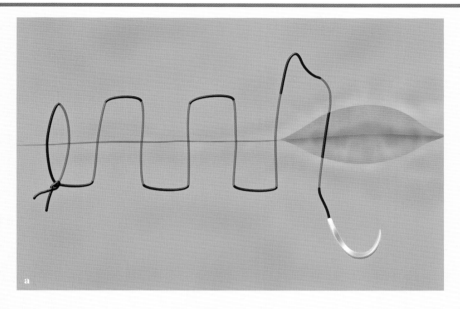

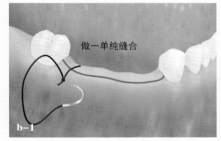

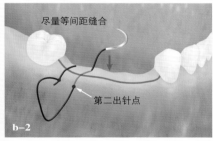

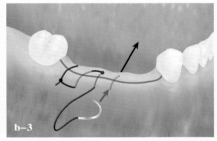

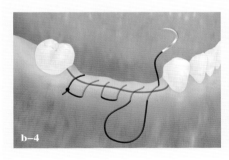

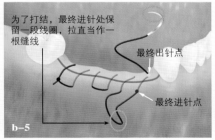

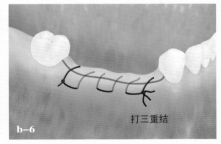

**图9a**　连续水平褥式缝合（连续外翻褥式缝合），在需连续行2型水平褥式缝合时使用。

**图9b–1 ~ b–6**　连续水平褥式缝合也是从单纯缝合开始，在打结点水平向平移，作为第二进针点，在切口的对侧出针。如此等间距重复，即可形成连续的2型水平褥式缝合。打结时，在最终进针点处余留出一段线圈，把这段线圈拉直看作一根缝线，完成打结。

连续锁边缝合/ Continuous Locked Suture

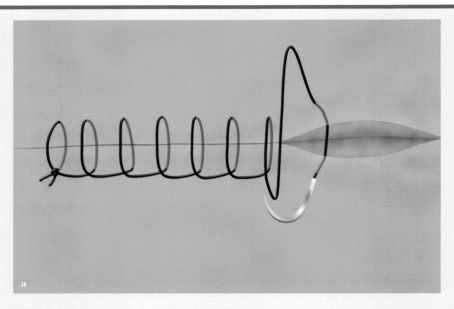

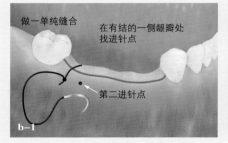

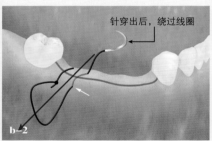

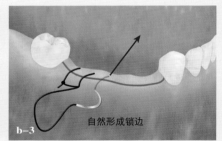

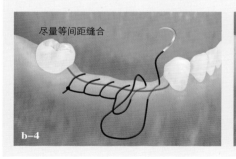

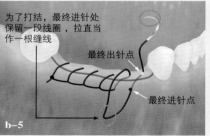

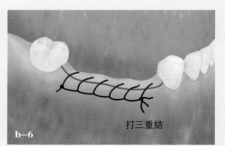

**图10a**　连续锁边缝合（连续锁扣缝合、Interlocking缝合）。与单纯连续缝合不同，缝线能够垂直地穿越切口下方，因此缝合后创缘不会发生错位，缝线与创面之间的密合性高。缝合过程容易控制缝线松紧。此缝法在临床中频繁出现，常与水平褥式缝合并使用。

**图10b-1 ~ b-6**　与其他缝法一样，从一个单纯缝合开始，只剪去短端余线。然后在打结点同侧的龈瓣上寻找第二进针点，从对侧的龈瓣出针后，在进针侧的龈瓣上保留一段线圈，用持针器夹持缝针穿过线圈，然后移动到下一个进针点，这样缝线将自行锁扣，如同裁缝师的"缝边"，之后在进针点一侧的龈瓣用同样缝法形成连续的"锁扣"。

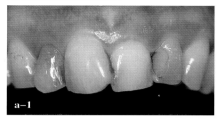
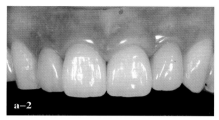
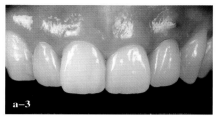

a-1

a-2

a-3

**图11a-1 ~ a-3** 30岁女性患者（2007年）。患者主诉对上前牙美观不满意，但无法接受正畸治疗。

**a-1：** 初诊时的口内情况。

**a-2：** 2008年完成修复治疗。然而之后患者没有遵医嘱定期随访。

**a-3：** 2015年自诉|2出现自发疼痛，再次来院。牙周袋深度超过10mm，诊断为牙根折裂。作者反省其原因可能是咬合未调整好。另外，2|牙龈稍有退缩。

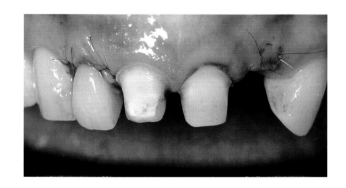

**图11b** 等待拔牙窝愈合后，|2行牙槽嵴扩增术，|1行冠延长术，2|行根面覆盖术。

要点

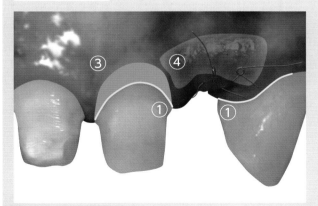
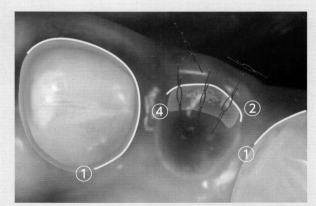

**切口：** 从|1的近中轴角到远中腭侧，以及|3的近中轴角处行沟内切口（①）。如此可解除来自邻牙颈部的张力，有利于邻近区域龈瓣移植，最终可获得连续且丰满的软组织外形轮廓。接下来，在|2缺牙区靠近牙槽嵴顶附近沿卵圆形桥体的形态做水平切口（②），制备信封瓣，下方与①处贯通。

**牙槽骨切除术（osteotomy）：** 在|1处免纵切口翻全厚瓣，行冠延长术。谨慎去骨，在更根方的位置重建生物学宽度。

**游离结缔组织移植：** 从上颌结节获取结缔组织，置于桥体的牙颈部附近，确保不被挤到根尖方。

**缝合：** 用7-0尼龙线缝合。唇侧是褥式缝合，牙槽嵴顶附近则是最小张力下的单纯缝合。

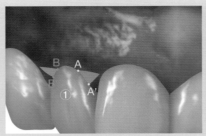
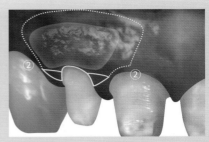

**切口**：在 2|龈乳头下方角化龈处制备"V"字形半厚瓣，去除其上皮组织（①）。最终A将在A'处、B将在B'处，让龈瓣整体冠方移动。接下来，不设置纵切口，分离半厚瓣超过膜龈联合，确保移植物有足够空间，龈瓣无张力（②）。

**游离结缔组织移植**：从腭部获取结缔组织，从②切口处植入，置于牙颈部附近，而非其根尖方。

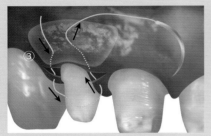
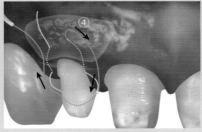
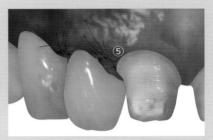

**缝合**：使用7-0尼龙线缝合。从唇侧进针，悬吊缝合或者2型褥式缝合（③）。从唇侧穿过腭侧之后，再让缝针回到唇侧，一来把牙龈移植物固定在龈瓣上，二来能冠方牵引。此时可打结，完成缝合，但为了实现更多的冠方牵引，再次把缝针绕过腭侧回到第一个进针点附近再打结（④）。为了确保移植物固定在龈瓣上，并且能关闭创口，再追加单纯缝合（⑤）。

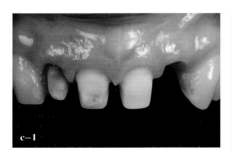
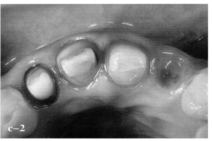

**图11c-1，c-2** 基牙预备时的口内情况。因为|2 水平向种植空间不足，所以选择以 1|1 为基牙的单端固定桥修复。

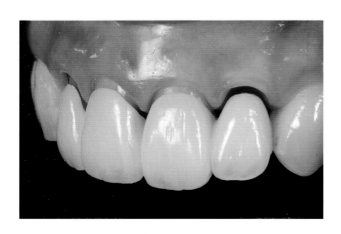

**图11d** 戴氧化锆基底的全瓷单端固定桥前。

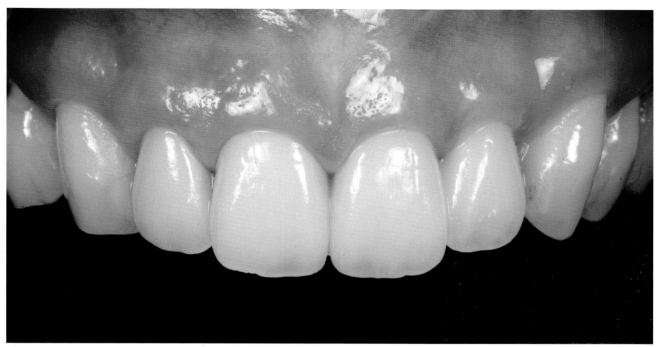

**图11e**　戴最终修复体后的口内情况。|2 的卵圆形桥体与周围软组织自然和谐。

## 持针器的要求

为了促进血液供养和血运重建，使得创口尽快愈合，要求龈瓣或受植区与移植物紧密固定，也要求使用精细的手术技巧，将瓣固定在特定位置。因此，为了自由地操纵器械，关注的不是手腕动作，而是来自如同握笔（pen grip）般指尖的纤细感觉。

具体来说，作者不推荐Mathieu型和Hegar型持针器，而是建议使用更具握笔特征的Castro Viejo型持针器。不仅如此，这些器械也应具备更高的精密性。作者常常使用Martin公司生产的显微持针器，因为它是钛合金制造的，更加轻便，术者把持细小缝针时触感更强。而且它经过蓝色亚光加工，在显微镜下的视觉确认感更佳。

作者在使用这样的持针器时，完全不使用固定缝针的锁扣功能。主要是为了防止长期使用后，工作端前部出现开口。更重要的理由是，锁扣后指尖对缝针的把持感觉会暂时停滞，并且解除锁扣和做下一个锁扣动作会耗时，致使缝合节奏被破坏。

## 显微手术与"身体图式"

先举两个例子，医生们可下意识操控踏板和把手，驱动自行车，避开障碍物。也能完全不看键盘来打字。这都是靠反复的练习，形成下意识的连串动作。可以用法国哲学家莫里斯·梅洛-庞蒂提出的"身体图式"来解释这一现象[7-8]。通俗来说，人不是与生俱来就掌握某一动作，而是需要花费一定的时间练习，才能形成身体记忆。而一旦形成后，身体就具备自主性，即手脚可以自主地配合，快速高效下意识地按目的行动。这就是所谓的"身体图式"。

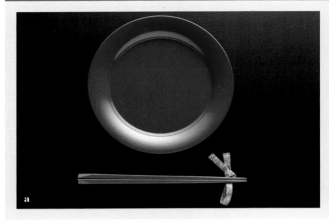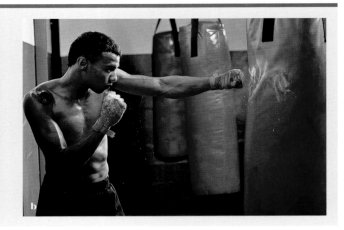

图12a，b　为了提高非利手动作的精巧细致程度，作者推荐每天吃饭时使用非利手。

显微外科医生必须掌握显微镜下特有的"身体图式"。切开阶段不太讲求"身体图式"，而在缝合阶段就需要了。左右手下意识地自然而规律地运动，从复位龈瓣，穿针过线，打结，到剪去多余缝线，系列动作行云流水。这样的"手术技巧"是靠练习而掌握的。

但在临床上，非利手是"身体图式"的妨碍因素。作为右利手，通常是右手拿持针器，左手拿镊子。虽然镊子的回旋动作较少，但要求与右手的持针器基本相同。不管是夹持龈瓣，牵拉缝线，还是拾针，都必须依靠镊子，才能维持手术节奏。一旦它成为瓶颈，术者难以掌握显微手术的"身体图式"。让人困扰的是，只要不是显微手术专科医生，仅靠普通临床实践是远不能形成"身体图式"的，需要大量的集中练习。

那怎么办？作者推荐大家在每天吃饭的时候，多使用非利手。一开始必然备感压力。也许有人会想，"本来一日三餐是享受，现在居然变成压力。一定要做如此牺牲才能变强吗？"这种近乎怨恨的疑问会从心底喷发而出。但是作者可以断言，效果绝对明显。"这想法太过禁欲克己了，我无法一直保持下去"如果有这样的想法，作者建议改为饭后练习，比如用非利手刷牙。

总之，显微手术的成功秘诀是，与助手共同创造一场流畅的手术。对右利手的术者而言，引领手术流畅性的不是右手，而是灵巧细致的左手（图12）。如此说来，在拳击界也有"能够控制左手，就能控制世界"这样的金句。意思是，擅长"刺拳"的拳击运动员，通过左手出拳控制比赛节奏，体现竞技优势，进而能问鼎最高荣誉。作者想追加一句解释，这是在假想拳击运动员是右利手，强调基础技术的重要性。

手术现场"手眼配合（hand-eye coordination）"的关键，不是使用利手的精细手术操作，而是非利手的引导作用。"精通左手就能精通手术"这句话在显微手术中同样成立。

专栏　✎　②拆线的时机

拆线的时机不仅与术创愈合有关，也决定患者在术后复查的日期以及就诊的次数，所以可作为一个重要的临床话题来探讨。然而令人困扰的是，与拆线相关的高质量研究证据依旧匮乏。

证据匮乏的首要原因是，牙周手术的拆线时机难以一概而论。需根据手术创伤的大小、手术创口的状态，以及缝合术式的不同等制订拆线时间。使用不同材料的缝线，拆线时间也不同。其次，以人为对象来研究"拆线"的课题，若是随机对照试验或者队列研究，会遭遇伦理限制。这些因素筑起壁垒，阻碍获取科学证据。

那么接下来关于"拆线"的内容，都是当前本人的经验之谈。作者只能根据过往累积的病例，牙龈愈合的组织学研究，以及各个病例的特点，大概推算拆线的时机。本科教育和毕业后教育中谈及的拆线时机，都是"数天到2周"，时间跨度比较大。在作者印象中，各类培训讲解到拆线时间时，主要还是凭术者对具体病例的直觉判断。

在这里，作者想介绍Takakis等人颇具深意的一项研究。该研究纳入325例根面覆盖术病例，进行综合分析，试图寻找适当的拆线时机。结果显示，以术后10天作为分界，10天后拆线的病例达成完全根面覆盖比例会更高[1]。然而，Leknes等取受试者组织活检研究，显示即使是用ePTFE（聚四氟乙烯）缝线，术后7天还能观察到缝线周围有炎性细胞浸润和菌斑堆积[2]。

因此，作者在根面覆盖或者骨增量手术中，已行冠向复位缝合，需要维持张力的，一般在术后10天左右拆线。除此之外的其他手术从生物学的角度出发，默认7天左右便是拆线时机。当然作者也会根据张力大小来判断，前后调整几天复诊拆线。

另外，即使在牙周手术中使用了**图2b**介绍的几种可吸收缝线，基本上作者也不会留置不拆，不会等待缝线自行吸收，而是与使用不可吸收缝线一样，安排复诊拆线。因为可吸收缝线在体内会水解，逐渐变得脆弱，最终溶解。而这个过程产生的分解物，多少会引起周围组织炎症。因此，作者推荐缝线吸收前就要拆线。

[1] Tatakis DN, Chambrone L. The Effect of Suturing Protocols on Coronally Advanced Flap Root-Coverage Outcomes: A Meta-Analysis. J Periodontol 2016; 87( 2 ): 148-155.

[2] Leknes KN, Selvig KA, Bøe OE, Wikesjö UM. Tissue reactions to sutures in the presence and absence of anti-infective therapy. J Clin Periodontol 2005; 32( 2 ): 130-138.

# 第 4 章

## 牙周外科手术的
## 目的和分类

牙龈边缘与生物学宽度

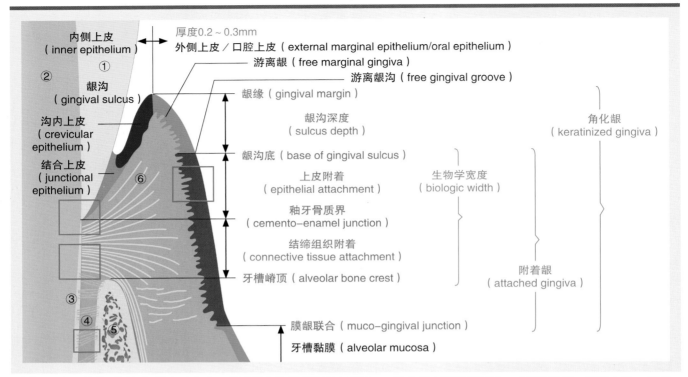

**图1a** 为了维持牙周组织健康无炎症，骨嵴顶上的根面处至少需要2mm以上坚实的附着区域。（①牙釉质；②牙本质；③牙骨质；④牙周膜，也称牙周韧带，厚0.2～0.3mm；⑤牙槽骨；⑥牙龈纤维）。

## 牙龈边缘与生物学宽度

　　牙周及种植周外科手术大多在牙龈边缘处施行。尤其在显微手术中，更需重视生物学及美学原则，尽可能少破坏精细的牙龈边缘结构。从切开到缝合应视为一系列的外科操作，以一期愈合为目标，务求每一步骤精准施行以促使牙龈早期愈合，不出现瘢痕和坏死。为此，首先要掌握这张"术野地图"，即牙龈边缘处的微观解剖。

　　不知不觉间，作者已毕业20年了，牙周外科的经验与岁月同增。如果问起，当初国家医师考试的试题集里，哪部分对临床最有帮助，作者会马上回答：是牙周组织的解剖图（**图1**）。为了便

于考生理解，这图多少做了些变形。但它仍是牙周手术及牙周日常治疗中最具指导实践意义的一张图。当中展示的"生物学宽度"这一概念，来自Gargiulo等学者极具历史意义的研究[1-4]。

　　随着学科的发展，近年的情况与作者毕业时虽有不同，但是种植体周黏膜边缘的重要性，与天然牙龈边缘一样，仍被临床医师所重视。种植体周一定也有与生物学宽度相似的结构[5-9]，实际上，从组织学角度上看，种植体周软组织附着结构比天然牙周相关组织要脆弱。在受到种植体植入深度、周围黏膜厚度、种植体颈部结构等因素的影响时，种植体周的附着形态相对易变。**图2**展示了种植体周与天然牙周的差异。

　　但不管怎么说，生物学宽度和牙龈边缘的变

附着龈与上皮附着的组织图片

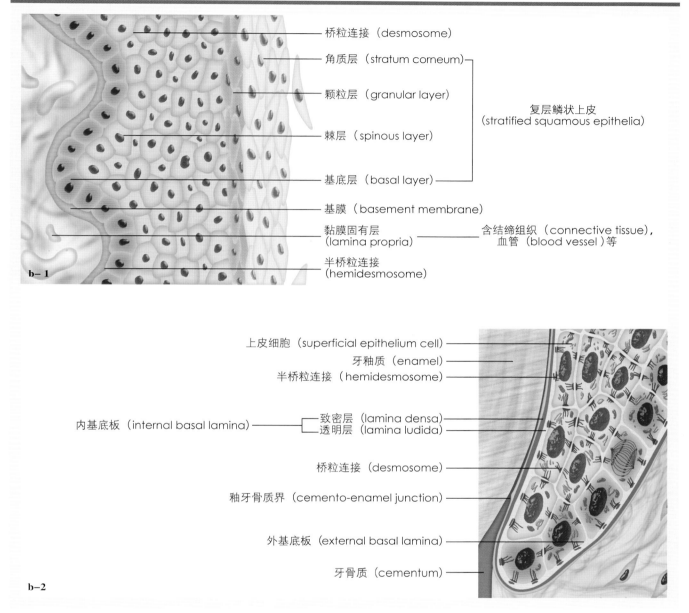

桥粒连接（desmosome）

角质层（stratum corneum）

颗粒层（granular layer）

棘层（spinous layer）

基底层（basal layer）

复层鳞状上皮
(stratified squamous epithelia)

基膜（basement membrane）

黏膜固有层
(lamina propria)

含结缔组织（connective tissue），
血管（blood vessel）等

半桥粒连接
(hemidesmosome)

b-1

上皮细胞（superficial epithelium cell）

牙釉质（enamel）

半桥粒连接（hemidesmosome）

内基底板（internal basal lamina）

致密层（lamina densa）
透明层（lamina ludida）

桥粒连接（desmosome）

釉牙骨质界（cemento-enamel junction）

外基底板（external basal lamina）

牙骨质（cementum）

b-2

**图1b-1，b-2** **b-1：**附着龈的组织图。口腔上皮为复层鳞状上皮，其表层的上皮细胞呈扁平的形态，逐步角化形成角质层。黏膜固有层（lamina propria）相当于皮肤的真皮层，它与复层鳞状上皮之间有基膜相隔，由疏松的结缔组织、血管和神经纤维构成。另外，游离龈与附着龈处，不存在含脂肪组织与腺体组织的黏膜下层。

**b-2：**上皮附着的组织图。上皮附着处的特征是，上皮细胞自身与牙面直接黏附。实际上，上皮细胞分泌基膜（即内侧基板），介于细胞与牙之间。基膜与细胞以半桥粒连接于牙釉质和牙根面，或者种植体和基台。牙龈侧的上皮与结缔组织间，通过别的基膜（即外侧基板）结合。

结缔组织附着，以及依靠根周膜与Sharpey纤维和骨的附着

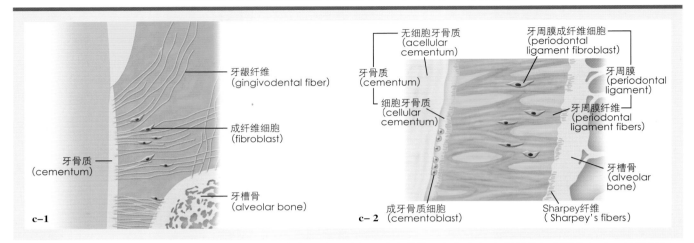

图1c-1，c-2　c-1：结缔组织附着处，胶原纤维嵌合至牙骨质内，形成附着。与仅由细胞黏附的上皮附着相比，结缔组织附着更牢固稳定。由于牙骨质由成牙骨质细胞形成，胶原纤维由成纤维细胞分泌形成，可以说这是由细胞的产物形成的物理性附着。因此这种附着有不易被破坏的特点，可一旦遭到破坏而需再生时，又相对耗时。

c-2：牙周膜是将牙齿固定于牙槽骨内的悬吊结构，又称为牙周韧带。牙周膜的主要成分是由粗束胶原纤维组成的牙周膜纤维，此外还有以成纤维细胞为主的细胞成分、毛细血管（血管内皮细胞）、各种神经末梢。另外，根周膜形成时所需的Hertwig上皮根鞘，一部分会一直残留在牙周膜内，也称作Malassez上皮剩余。Sharpey纤维也称穿通纤维，是一组胶原纤维束，作为牙周膜的主要纤维束，两头分别插入牙骨质与牙槽骨内。原则上，根周膜内不单独存在Sharpey纤维。另一方面，根面上有牙骨质，而近牙颈部2/3的牙骨质为无细胞牙骨质，此处的牙骨质内看不到细胞。近根尖方1/3的牙骨质为细胞牙骨质，由成牙骨质细胞形成。人们认为，牙根发育完成后，无细胞牙骨质是由牙周膜处的成纤维细胞和Hertwig上皮根鞘来源的成牙骨质细胞形成的。

化，是收集临床数据时不可或缺的部分。它反映在临床附着水平（或临床附着丧失）指标中，由探诊来测定（**图3**）。

## 临床牙周手术树状图

听说柔道的招式正好是100招。其中投技68招，固技32招。在道馆基金会的官网上有详细的说明。介绍技法的照片中，有好几张画面华丽、张力十足，可谓近乎艺术。另外相扑运动里有82项决胜招式。押出（推出圈外）、寄切（逼出圈外）、上手投（上手提带挺腰摔）、下手投（下手拉带过腰摔）等，相信大家都听过。但是把82项全部屈指细数，逐一说明的话，即使是对格斗爱好者而言，也绝非易事。

牙周外科也有许多术式和切口方法被赋予专名。本书也有提及"隧道术""信封瓣术""骨膜减张切口"等。如果把这些术式和方法比作柔道中的"决胜招式"，那么截至本章节，已记载了多项"决胜招式"，且没有任何注释。如果把古今中外普遍使用的技法收集起来，可能会超过100多项。如果一一记忆，并每次手术时又在记忆宫殿中倾筐倒庋，那会是相当费劲的。

牙周外科相关的专有名词很重要吗？临床上看并不然。如果将要面临牙周病专科考试的话，则另当别论；到临床实战中，更该去理解名称背后的内容，尤其是优先考虑手术的目的，以及术后的治疗结果。因此本章要介绍的，是临床牙周手术树状图（**图4**）。这是由Henry H. Takei医生提出的牙周外科手术的分类方法。手术应选用的术式与治疗目标，在流程图中一目了然。

牙龈纤维与牙周膜纤维的走行

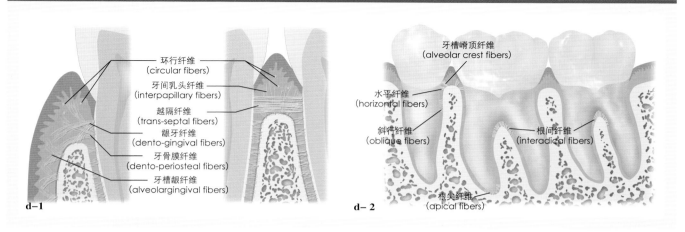

**图1d-1，d-2　d-1**：目前研究已发现近10组多向走行的牙龈纤维。在人体标本中已确认的有6组牙龈纤维，如图所示。越隔纤维可抵抗邻牙的分离，此外还能对抗结缔组织附着的剥离（引自参考文献12，并做改编）。

**d-2**：牙周膜的主纤维有5组不同走向的纤维束。在备战国家医师考试和知识整理时，会记住它们，但作者认为在临床中很少使用到这些知识点（引自参考文献12，并做改编）。

天然牙的牙龈边缘部分和种植体的比较

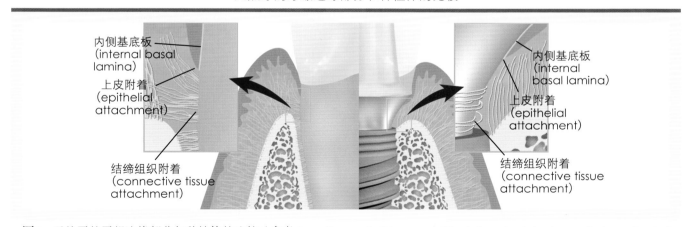

**图2**　天然牙的牙龈边缘部分与种植体的比较（参考 https://www.nobelbiocare.com/blog/science/peri-implant-soft-tissue-barrier/改编）。种植体周也存在生物学宽度，其中两段式种植体比天然牙的长1mm。特别是结缔组织附着的部分，种植体比天然牙的要长1mm左右[5]。种植体的上皮附着处含细胞粘接分子"层粘连蛋白332"的内侧基底板，只有天然处的1/3，或许组织学上应称为不完全的上皮附着[6]。

临床附着水平

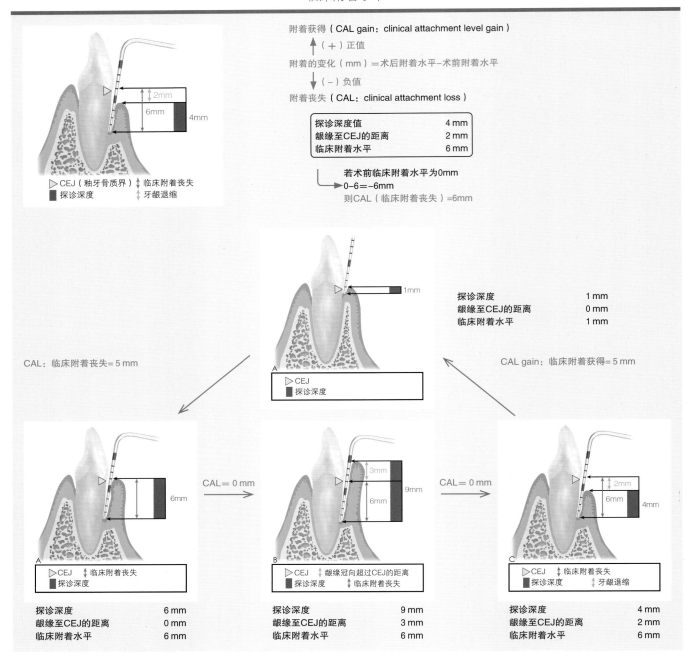

**图3** 牙周治疗成功与否，不能单纯看牙周袋的探诊深度，而是根据牙龈的附着位置［临床附着水平（clinical attachment level）］做判断。试想，探诊深度（probing depth，PD）只是龈缘至袋底的测量距离，而附着水平是以釉牙骨质界（cemento-enamel junction，CEJ）作为基准，到袋底的距离。只测牙周袋深度是不够的，因为即使牙周袋的深度减小，而临床附着的位置变得更低，附着在丧失，说明牙周病还在进展。临床附着的位置，如果往冠向移动，称为附着获得（clinical attachment level gain，CAL gain），可判断牙周组织是健康的；如果往根尖向移动，称为附着丧失（clinical attachment loss，CAL），可判断牙周组织是不健康的。但是，一般在记录附着丧失的时候，不用"CAL loss"一词，而用"CAL"一词。也就是说，"CAL"既可能为 clinical attachment level（临床附着水平）之意，也可能是 clinical attachment loss（临床附着丧失）的缩略语。严格来说这是两个不同意思的名词，而实际上常作为同义词使用。

临床牙周手术树状图

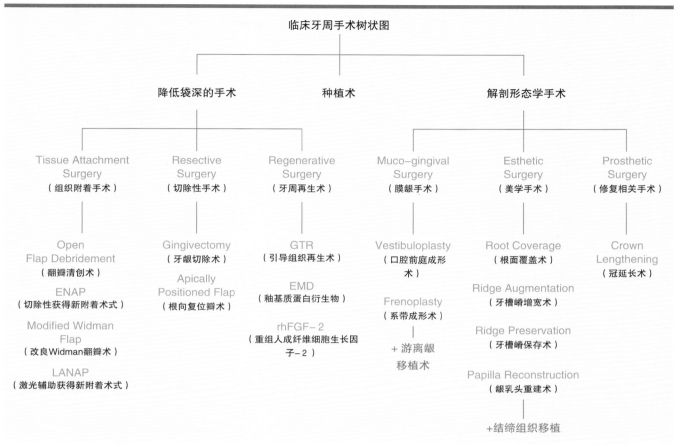

**图4** 临床牙周手术树状图。牙周外科术式可分为3种。pocket reduction surgery：为降低牙周袋深度的手术；implant surgery：为修复缺失牙的手术；anatomical/morphologic surgery：在解剖学或形态学上，改善牙周环境的手术。

## Henry H. Takei医生

简单介绍一下Takei（竹井）医生。其父是日裔美国人，其母是第二代日裔美国人。其兄是首位在好莱坞星光大道留下名字的日裔演员———George Takei（乔治·竹井），他在美国著名科幻剧《星际迷航》里，扮演光·苏鲁少校一角。知道了这些小故事或许更令人有感触。据说太平洋战争前后，Takei一家被送到强制收容所，经历过难以想象的艰辛。脱离苦难后，Takei在医疗领域，尤其是牙周病学专科取得了不亚于其兄在好莱坞的卓越成就。1961年毕业于美国南加州大学（USC），1965年毕业于马凯特大学（Marquette），成为一名牙科医生，次年获得硕士学位，作为牙周病专科医生活跃在加利福尼亚州。此后长期在加利福尼亚大学洛杉矶分校（UCLA）担任临床教授一职。他参与编写的《临床牙周病学》（《Clinical Periodontology》[10]）是世界牙周界通用教科书，现已是第12版。2006年美国牙周病学会（American Academy of Periodontology，AAP）授予其临床大师奖（Master Clinician Award）。

Takei医生广受尊敬，他专业出众，人品高洁。作者曾于2005年在UCLA留学，那时正是Takei医生负责牙周病教学，受过他的临床指导，作者深感荣幸。那时，作者看到他对患者和学生同样真诚、谦和。患者、学生、教职员工乃至医生全都很尊敬他。在UCLA牙学院内，他的事迹为大家所熟知。

回到"临床牙周手术树状图"这个话题。据作者所知，这个概念至2019年为止，还没在专业杂志或图书上发表过。笔者在UCLA留学时，听过Takei医生专门为日本留学生开的小型讲座，讲义资料中便有上述内容。Takei医生专门用日语来说明，令作者印象深刻。

"牙周手术只有3种。过去只有牙周袋的治疗、膜龈问题的改善2种手术。现在加入了种植治疗。所以牙周手术应归纳为这3类，没有那么复杂。"

## 牙周袋，种植体周，解剖/形态缺损

柔道大致可分为"投技"与"固技"，同样，众多牙周外科术式也可大致分为3类，即①降低袋深的手术（pocket reduction surgery），②种植外科（implant surgery），③解剖形态学的手术（anatomical/morphologic surgery）。简单来说，pocket reduction surgery是为降低牙周袋深度的手术；implant surgery是为修复缺失牙的手术；anatomical/morphologic surgery是在解剖学或形态学上，改善牙周环境的手术。这3种手术各有明确目的，从而形成了"临床牙周手术树状图"，以便正确理解术式的本质。

三者为首的是降低袋深的手术，它与"牙周病"的关系最为密切，有改善牙周病症的意义。如果问起，教科书式的牙周病外科手术是哪些，马上让人想到的一定是降低袋深的手术。牙周手术最终目的与牙周基础治疗一样，都是"保存患牙"。致力于长久保存患牙，去除感染物，形成光滑根面，恢复附着水平，造就有益的牙周环境，稳定生物学宽度，以上为降低袋深手术之目的（参考第5章）。

其二为种植手术，不单指植入种植体，取得骨结合，广义来说还可以包括自体牙移植。这类手术要求更高的外科技巧，能重建支持骨与周围组织，最终目的是能安装独立的修复体，所以是带有很强修复学色彩的手术。在美国有共识为"修复的大前提是牙周环境已准备充分"。因此制订治疗计划，施行种植外科手术的医生，主要是牙周病专科医生。这与日本的大学附属医院的分科方式有些不一样。在日本国内，种植手术之前都是在大学附属医院才做的，近年在种植门诊也逐渐开展起来，做种植手术的大多是口腔外科或修复科出身的医生。

另一方面，笔者认为日本的牙周病专科，还很少全方位地囊括种植修复的工作，更准确地说，是对种植修复抱有偏见。无论如何，种植外科手术已是牙周外科的一个分类。如果要完整详述该类手术，恐怕本书篇幅要加倍，只得大幅割爱，舍去不谈了。

## 牙龈退缩是不是病？

毋庸置疑，这问题应归类到"解剖学及形态学手术"的领域。

其三便是这类手术了。所针对的病例最具代表性的便是应对牙龈退缩的根面覆盖术和口腔前庭加深术。但应先讨论，牙龈退缩和前庭沟浅，算不算疾病？

降低袋深的手术目标是治疗牙周病。牙周病是种明确的疾病，病因学上解释为"牙周病原微生物引起的菌斑微生物感染"。而讲到膜龈问题，例如牙根面暴露，如果伴随着牙根敏感则另当别论，但若没有伴随症状，牙根周围的牙龈退缩能否当成是一种疾病去处理？这种疑问确实存在。如果不算是一种疾病，那么针对它所做的手术，算不算过度治疗？甚至，有的牙龈退缩连患者都没注意到，该如何应对它？

为了厘清思路，作者斗胆请教了山本浩正医生。提到山本医生，说他是该专业领域的泰斗也不为过。从《理解牙周所需的生物学》[11]开始，到多本牙周著作相继面世，这些书的内容之充实，即使现在来看也是出类拔萃的。他的书中引经据典，行文秀逸，已成为日本牙周专业的宝贵财富。

事实上，作者毕业后拜山本医生为师，已超过20年。尽管作为徒弟，作者的品行修为远达不到老师的标准，但老师仍对作者不离不弃。借着这层情谊，作者厚着脸皮发邮件问："牙龈退缩算是疾病吗？"，希望老师能就这一难题，给作者一些提示。老师的回信也意味深长。他没有明快地把它当作"膜龈问题"来解说。作者认为必须把邮件内容分享出来，否则将抱憾终生。恕作者冒昧，引用这私人邮件回答"牙龈退缩算是疾病吗？"。

"疾病与健康之间的界限是出乎意料地模糊。因为疾病不是'物'，而是'事'。权威学会之所以会改变检查值的标准，去诊断疾病，就因为这是个'事'。对崇尚进化医学（达尔文医学）的人而言，可能牙龈退缩不能归为疾病的范畴。"

"说起来，膜龈问题正好落在这样的讨论范畴。例如鼻子高低差别，不能简单置换为疾病与健康的差异，但是如果鼻子太低，以至于无法戴眼镜，冠以某个疾病名称并施行手术，作者想这是正当的。牙龈退缩本来是形态上的个性特征，但如果因此出现了临床症状，还是定义为疾病比较好。"

"仅在颊舌侧发生的非炎症性的牙龈退缩导致拔牙的病案是有限的。如果患者没有美观问题，没有敏感症状，也不存在根面龋的问题，这种无症状的牙龈退缩算不算疾病？佐藤医生这么思考提出疑问，是自然的事。不知道作者这么说是否回答了你的问题。本来这就是个很模糊的领域，作者认为应该用这么模糊的方式去理解。"

"既然是模棱两可的事，就该模棱两可地接受吧。这是成年人的特点吧……"

## 牙周整形外科和解剖形态学手术

解剖形态学手术，是牙周专业领域的整形手术。然而整形手术的定义是："身体上生长的组织出现异常、变形、缺损后，通过形态修复和功能重建，使之回到原来的状态。另外，这也是通过整形的方式，使患者变得更加美观，从而提升生活质量的一种外科学专业领域。这些属于外科学的专业领域。"[12]在牙科领域也可沿用这一定义。据此，作者想定义牙周整形外科为"针对牙周领域出现的解剖学、形态学、美学上的异常、缺损、不满意，以原有的形态为基准，修复形态和重建功能的外科手术"。

解剖形态学手术，还可以分为膜龈整形手术、美学整形手术和修复相关的整形手术。这3类手术各有目的。其中"膜龈"和"美学"手术常与游离龈移植术合并使用。前者常用带上皮的游离龈移植术，后者更适合用不带上皮的结缔组织移植术。

膜龈整形手术是在牙龈、牙槽黏膜修正解剖与形态学问题的整形手术。例如，系带附着位置异常的病例行系带切除术，还有口腔前庭成形术。多数是因为某些原因导致牙槽嵴附着龈狭窄，这些情况应做此类手术。具体地说，是清洁有困难的地方该施行手术。特别是在口腔前庭成形术中，为了达到增宽角化龈的目的，需要从手术部位以外的区域获取带上皮的游离龈来移植。

另一方面，美学整形手术的目标是"美观"，所以术后不宜留下瘢痕。应该尽量避免使用游离龈移植术，因为这术式下，移植物大多会在受区留下岛状的残余形态。作为美学整形手术的基本术式，应选用上皮下结缔组织移植术，因为这种移植物容易与受区融合，龈瓣能完全覆盖移植物（**图5**）。其适应证除了根面暴露外，还包括牙槽嵴狭窄、龈缘不齐等。其中最难解决的恐怕是针对龈乳头退缩的牙间乳头成形术了（**图6**）。这些将在后文详述。

修复相关的整形手术指的是，患牙无牙周致病菌引发的感染，也无美学问题，而是出于冠修复需要而做的整形手术。例如，龋累及龈下，基牙的牙冠短，不能取得足够的牙本质肩领，需要做冠延长术。意向性再植或许也可归为此类。

牙周手术的目的和分类大致可用"临床牙周手术树状图"来解释。

本书第5章后，会交替出现许多临床病例和图解。详细解说这些术式会占用不少篇幅。作者再重申一遍，牙周外科临床实践中重要的不是记住这些细化的名称，或切开缝合的顺序，而是关注如何在生物学角度疗愈"疾病"以及如何提升患者术后的生活质量。希望大家以此为基础，转换思想，再接着阅读后续的章节。

**图5a，b–1 ~ b–3**　58岁女性患者。以"美观受损"为主诉来院就诊。希望能改善发音"漏气"的现象。检查见，前牙牙龈退缩，桥体组织面附近的牙槽骨明显过窄。

**a：** 初诊时的正面观。

**b–1 ~ b–3：** 修复体去除后，安装临时修复体。此后行根面覆盖术和牙槽嵴增宽术。值得一提的是，牙周整形术前要严格避免修整基牙边缘形态，如果这部分的牙体组织被磨除了，后续的根面覆盖将变得困难重重。

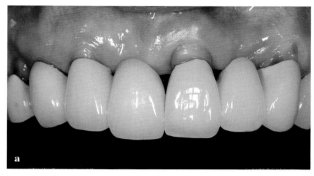

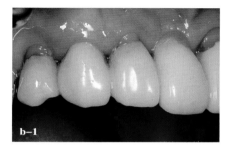

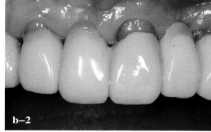

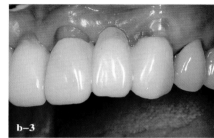

**图5c–1 ~ c–4**　__3|3__ 行解剖形态学手术。基于显微手术的理念，一律不用纵切口，在缺失牙的牙槽嵴处分离隧道瓣，天然牙周围分离信封瓣，都在显微镜下完成。随后连通这些隧道瓣与信封瓣，形成 __3|3__ 封闭而贯通的大面积袋状瓣。分离要超过膜龈联合，做好充分减张，让龈瓣能够冠向移动，确保移植瓣有足够的植入空间。腭部两侧取上皮下结缔组织（SCTG），修整后植入至唇侧牙槽嵴处有牙龈退缩的位置。7–0尼龙线缝合固定受区龈瓣。虽然瓣分离的范围广，但是没有使用纵切口，最大限度减少血供的破坏。这种"封闭术式"下，可期待术后实现美观的愈合。

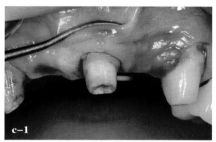

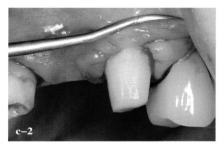

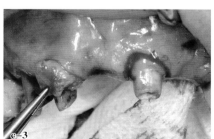

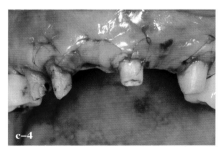

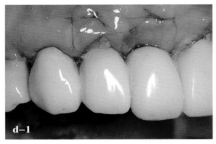 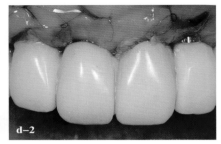 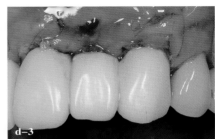

图5d-1 ~ d-3　术后即刻的口内情况。

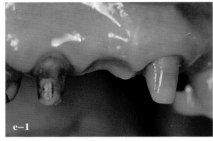 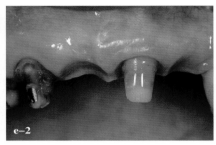 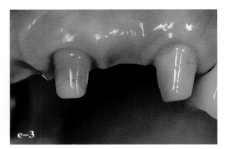

图5e-1 ~ e-3　解剖形态学手术后，保守估计要等待3个月左右，才转最终修复。

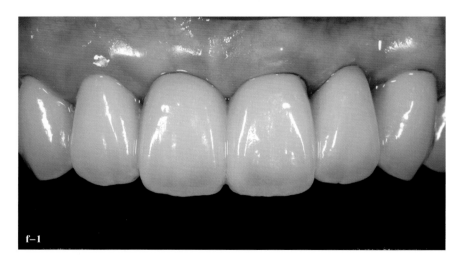

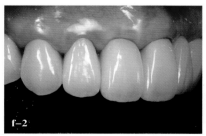 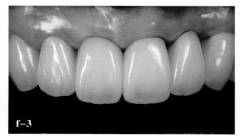 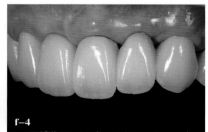

图5f-1 ~ f-4　安装最终修复体后的口内情况。

病例： **10**

**图6a–1 ~ a–4**　38岁女性患者。因交通事故受伤，`1`和`2`冠折半脱位，`1`已脱落缺失。

**a–1**：初诊时的口内情况。`1` I度松动，`2` II度松动。

**a–2，a–3**：初诊时的X线片示，前牙牙周膜增宽。鼻棘附近有X线阻射影。患者希望种植修复，这一区域恰与种植区域重叠。

**a–4**：初诊时的CBCT，见X线阻射影处有一埋伏多生牙。

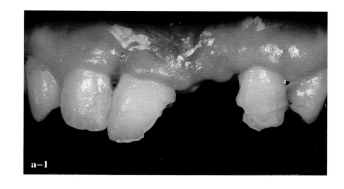

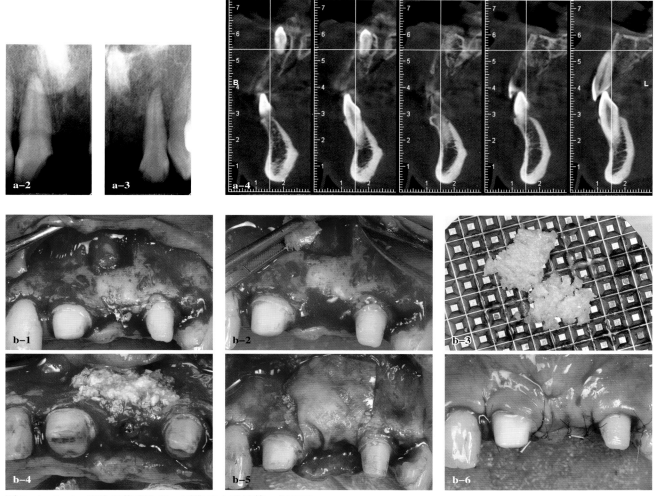

**图6b–1 ~ b–6**　拔除埋伏多生牙，同期植入种植体，行GBR。

**b–1**：用超声骨刀在鼻棘处的牙槽骨处开窗，拔除埋伏多生牙。

**b–2，b–3**：收集开窗时取出的骨板，额外再取周围骨组织，制备颗粒状骨。

**b–4**：在理想位置植入种植体。以大致50：50的比例，混合自体骨碎和骨充填材料（Bio-Oss），植入到种植体周水平向骨量不足区。

**b–5**：盖可吸收胶原膜（Bio-Gide），用聚四氟乙烯（PTFE）缝线（CV-5:Gore-Tex）与骨膜缝合固定。

**b–6**：瓣减张后，用褥式缝合和单纯缝合完全关闭创面。

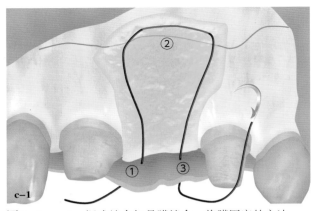

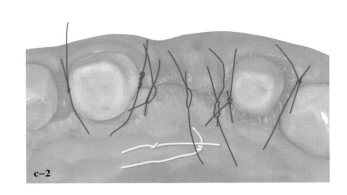

c-1

c-2

**图6c-1，c-2** 褥式缝合加骨膜缝合，将膜固定的方法。

**c-1：** 从腭侧瓣进针，骨面上方骨膜残留处②将膜与骨膜缝合。也可以用可吸收线来固定。从③处穿针出瓣，打结扎结，形成水平褥式缝合（2类）。单纯使用这一缝合，就能将膜与膜覆盖的移植物稳定地固定在受区的牙槽骨上。后续是常规的做法，即追加多个水平褥式缝合和单纯缝合，将创缘对位关紧。

**c-2：** 通过褥式缝合和骨膜缝合将可吸收膜固定的方法有一个显著的优点，免除了膜钉的使用，也因此免除了膜钉去除手术。换言之，二次手术时，不需翻瓣，可采用封闭术式行牙龈移植术。但这种方法也有缺点，即有时不能将膜固定在理想的位置，缝线吸收后或拆除后，膜的固定机制过早丧失了。

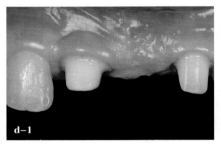

d-1

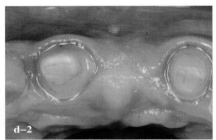

d-2

**图6d-1，d-2** 二次外科手术时的口内情况。种植和骨增量术后愈合良好。但是与术前相比，|2 近中龈乳头恢复得差些。美学区安装种植上部修复体时，需要唇侧牙龈有足够的厚度。

---

### 要点 ✏

**切开：** 在植入种植体部位，对应桥体组织面处去上皮①，暴露结缔组织。内侧行C状切口，如②所示（改良折叠瓣）。②处翻全厚瓣，唇侧越过MGJ的地方分半厚瓣，形成信封瓣。在两边邻牙③处做龈沟内切口，与种植体唇侧的处理一样，分离超过MGJ形成信封瓣。接着，将这些信封瓣和隧道瓣小心地闭式贯连，从种植体至两侧邻牙远中的范围内，做充分减张，形成大面积的隧道瓣。

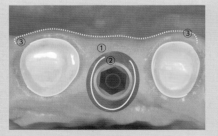

**结缔组织移植：** 从腭侧获取上皮下结缔组织（SCTG），修整成"Y"字形。想象要将"Y"的两端植入龈乳头下方。

**缝合：** 种植体正上方C形瓣④保留带蒂，向唇侧的信封瓣内折叠插入。用

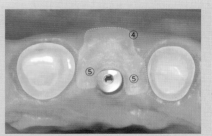

7-0尼龙线多处缝合。"Y"字形游离结缔组织瓣植入至隧道瓣内，两个尖端放置在种植体与牙之间的龈乳头下方⑤，用褥式缝合固定。这样可以将牙间乳头往冠向拉，垂直向厚度也得以增加。

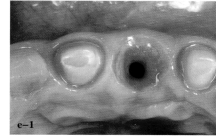

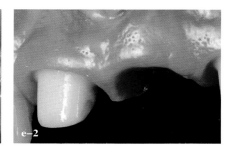

**图6e–1，e–2**　二次术后种植体周软组织状况。唇侧牙槽嵴厚度增加，牙间乳头得以重建。可见牙龈点彩，塑造出没有瘢痕、美观的牙龈边缘。

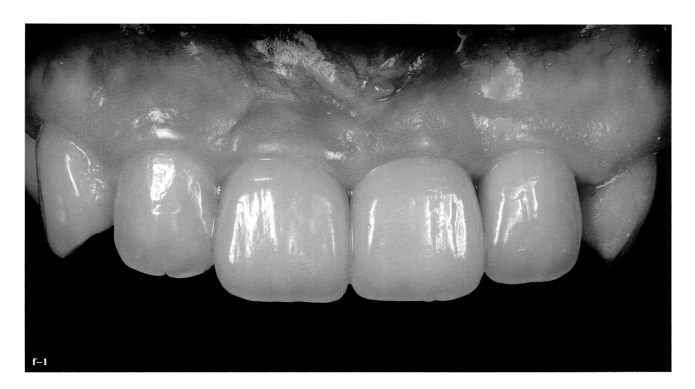

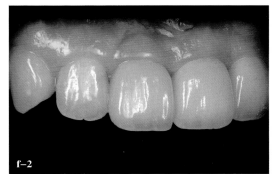

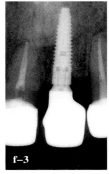

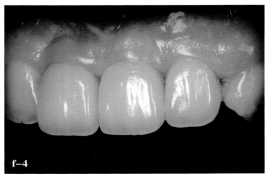

**图6f–1～f–4**　安装最终修复体后的口内情况。看完术后的照片，想象不到术前究竟遇到多大的困境。

**专栏** ✎ ③出国演讲取得成功的策略和"西装"

开篇作者就要唠叨些恼人的建议，实在是有些过意不去。如果大家受邀到国外发表演讲，对英语会话没有坚定的信心，或者没有充裕时间背下稿子的话，还是把这个机会让给别的讲师为好。首先，发表英语演讲比想象中要困难。而且演讲者是肩负责任的。即使是再小的演讲场合，你都是代表日本的牙科医生。在国外发表演讲面对的重压，不是靠着一股接受挑战的勇气就能负担起的。

用日语演讲，尚且不易。而用英语演讲时，脑子里一边构造英文句子，一边要说出来，脑力充沛时，或能持续5分钟。再继续下去，才是考验语言能力的时候。除了高超的语言能力和拿着终稿努力反复练习以外，没有其他成功之路。就连村上春树先生也会这样。他参加过多次海外的创作活动，也是从事过多项翻译工作的作家。他在随笔里说过："我要发表演讲的话，无论是用英语还是用日语，都要把原稿认真背下。当真是很费时间，也很疲惫。"

假设讲师的演讲经验丰富，要准备15分钟左右的演讲，而且是首次用英语演讲，作者认为至少需要花半年时间准备。再次强调，这是项艰巨的任务，切不可轻易答应。

说回作者自己，实际上也有过出国演讲却一败涂地的经历。彼时，听众失去耐心，不断离场，非常难堪。但失败乃成功之母，第二次出国演讲时作者没有重蹈覆辙。到了第三次，则获得了圆满大成功，作者自己都颇为惊叹。

目前作者的英语能力还很拙劣，但迄今为止，共去过国外的13个城市或大学，发表演讲或者指导实习，大多是二次受邀登台演讲。作者这么说，显得有些自夸（确实也很骄傲），多亏了那次栽跟头的经历，才让作者有所领悟。

作者认为，必须死记硬背一次演讲稿。这稿件将变成身体的一部分，以后再发表演讲时，高频词汇脱口而出，甚至可以应对不习惯的英语提问。另一方面，作者不建议演讲时读英语稿。换位思考就能理解。如果诸位安静地听一名外国演讲者朗读日语原稿，恐怕集中精力听10分钟，已是极限了吧。

即使要上台读英语原稿，也要念熟稿件到近乎脱稿的程度。讲的时候，还要配合一些肢体语言与手势。作者推荐这样的演讲风格，就像新闻播报员，虽然会看看稿件，但是视线基本不离观众。作者参加过一个企划，在讲坛上和山崎长郎医生交谈过。说起山崎先生，无人不知、无人不晓，他是日本最有名气的临床医生。

那一天，作者问起"要活跃在世界的舞台上，需要什么？"他回答道："英语，态度，西装。"言下之意："英语能力固然重要，但更要用自信心去面对一切。"那么"西装"又何解呢？即是带着"我穿着比你们（其他演讲者）更昂贵、更帅气的西装"这样的心理优势。虽然作者英语水平差，但这西装就是作者强有力的伙伴。

不能是高价的车或手表，一定要是西装。只有西装才能在演讲中展现演讲者笔挺的身姿、凛然的外表。为了保持西装合身，还需要每天都要做些运动，锻炼男子气概。听到这里，作者看了看山崎老师，虽然已是70多岁的高龄，完全看不到他会有肚子不经意间隆起的模样。加之那天，老师穿着在Sarto定制的Kiton牌昂贵西装外套。虽值酷暑炎夏，那精心设计的双排纽的外套，品位高绝，帅气得体，与同色系深绿领带和口袋手帕相得益彰。"英语，态度，西装"，老师的建议如此朗朗上口、简洁明了，这是令作者意想不到的（译者注：Sarto是银座的一家高档私人订制西服店）。

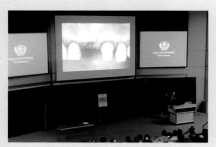
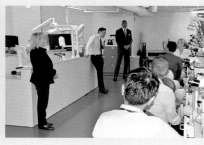

◀ Loma Linda大学的那次演讲非常顺利，但类似的场合，作者也有过糟糕的"翻车"经历（左图）。

◀ 宾夕法尼亚大学的显微手术实操课（右图）。

# 第 5 章

# 降低牙周袋深的
# 显微手术

新时代牙周外科

## 何谓牙周病？

牙周病是受牙周致病菌感染引起的炎症性疾病，它累及牙龈、牙骨质、牙周膜及牙槽骨等牙周组织[1]。简单地说，主要发病原因是菌斑。当微生物转变（即稳定的低致病性的菌斑生物膜，转变为具有高牙周致病性）出现时，就会发病[2-5]（图1）。

所以治疗牙周病的首要原则是尽一切努力去除病原体——菌斑，值得一提的是，要特别关注易堆积菌斑的特殊部位。有一点读者们须知，药物无法溶解菌斑生物膜，也无法灭菌[6-9]。所以治疗的第一选择仍是物理方法去除菌斑。

临床上，具代表性的菌斑控制方法包括刷牙、用牙线清洁、洁治刮治和根面平整等。这些经典的牙周治疗方法才是最本质、最重要并且至今仍然适用的。

患者每天正确刷牙，牙科卫生士去除龈上与龈下牙石，然后牙科医生手术去净根面的感染物。这些加起来才是去除菌斑生物膜的方法。牙周治疗的本质是去除病原菌及菌体外基质结构，而牙周手术充其量只是"枝叶"的角色。这是作者首先要强调的。

## 降低袋深的手术及生物学宽度

牙周治疗的另一个目的是去除感染因素后，改善牙周环境。具体来说，就是消除牙周袋。把受感染的龈沟（以下称"牙周袋"）转变回健康的龈沟（以下称"龈沟"）。为了长期维持术后的健康状态，还需改善龈沟周围组织、附着龈，甚至牙槽黏膜的环境（图2）。这就是降低袋深的手术，可分为3种术式和3种愈合形态。

① Tissue attachment procedure
→ Re-attachment：组织附着的治疗，促使再附着
② Resective therapy
→New attachment：切除性的治疗，形成新附着
③ Regenerative therapy
→ Re-generation：牙周再生治疗，形成再生

这些治疗方法各有优缺点，选择术式时应做个性化考量[10]。无论采取何种术式，治疗的目标都是降低牙周袋深度、改善牙周环境。

抛开术式选择不谈，充分保障牙周治疗效果的因素应包括器械去除菌斑生物膜、持续的牙周维护治疗、良好的个人口腔卫生习惯[11-14]。

## 促进组织再附着的治疗

根面的菌斑生物膜固然要去除。医生们都希望视野明晰，术区宽敞，可供器械自由进出或移动。即使有微创外科技术（MIST），也会发现牙周袋内空间狭窄且复杂，通过放大设备获得的明晰视野又被清创器械占去大半。把嵌附在牙骨质处的龈下牙石去除，需要近15N的压力，为了防止操作中器械折断，手用器械的"腰"要够粗，换言之，为保证其坚固性，器械得有一定的厚度。超声器械同理。而牙龈切开翻瓣后，术者可以从狭窄的操作范围中解放出来，这是牙龈翻瓣手术治疗的优势[16]。

100

根面上的菌斑生物膜

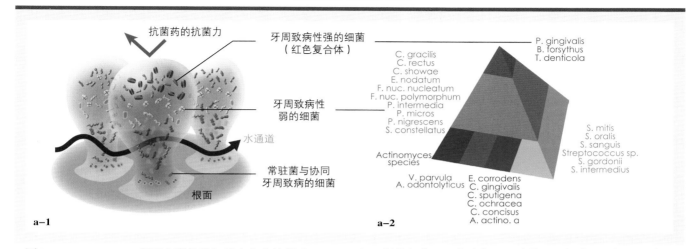

**图1a-1，a-2** **a-1**：根面上附着的细菌会产生糖萼（glycocalyx），很快细菌呈网状聚集，形成菌斑生物膜。它与龈沟渗出液形成水路交通，从中汲取养分，排泄废弃物。对抗原细菌而言，菌斑生物膜是其栖息地，也是一道屏障。此外，它能吸附宿主来源的物质，降低免疫系统的反应，包裹抗生素，使其抗菌力消失，让二价离子吸附形成结石。由于上述机制，菌斑生物膜能抵抗药物，维持慢性感染状态。

**a-2**：菌斑微生物膜呈3层结构，牙周致病菌群的分布类似Socransky的金字塔模型[2]。最初附着在根面的细菌是革兰阳性球菌和放线菌。之后发生细菌共聚，最终将厌氧杆菌中有牙周致病性的菌群（牙龈卟啉单胞菌、齿垢密螺旋体和福赛拟杆菌）纳入菌斑生物膜内。牙周致病生物膜靠近根面的"基底层"成分原本是缺乏牙周致病性的、有休眠倾向的菌群。牙周致病性越强的细菌，越被划分到3层中的相对表层。因此，第1层是常驻菌与协同牙周致病的细菌，第2层是牙周致病性弱的细菌，表层的第3层才是牙周致病性强的细菌，也称为红色复合体。在人的口腔内，最表层的红色复合体的形成时期，推测是在18岁之后。若底层复合体都未形成，就不存在中间层细菌，更不可能在18岁后构建表层菌群。因此推测牙周病的发生风险，与少年时期菌斑生物膜的形成有很大的关联[5]。

**图1b** 菌斑微生物内细菌高密度聚集，细菌间产生相互作用，提高致病性。这称为微生物转化（microbial shift，引自参考文献5，并做改编）。其机制可从牙周致病的"主犯"牙龈卟啉单胞菌的活化开始详述。随着菌斑堆积，生物膜的致病性逐步上升，牙周炎症变重，龈沟转变为牙周袋，深度增加，牙周环境含氧量显著下降，变得更适宜厌氧菌繁殖。接着袋内上皮发生脱落，形成溃疡，袋内常有出血倾向。包含牙龈卟啉单胞菌在内，不少牙周致病菌都需要铁离子作为营养物。袋内溃疡出血，提供血红蛋白和其他蛋白质。牙龈卟啉单胞菌汲取后，在菌斑内增殖，使得菌斑致病性再度加强。牙龈卟啉单胞菌的确是个麻烦的细菌，特别是它有纤毛，这使它具备扰乱牙周组织免疫系统的能力。就像箱子里放了一颗腐烂的蜜柑一样，很快其他好的蜜柑也会开始腐烂。牙龈卟啉单胞菌就是那颗腐烂的蜜柑，它在菌斑内的坏影响会散播开。抑制免疫防御，其他的牙周致病相关的细菌也得以增殖，使牙周组织环境形成决定性的微生物转化。

微生物转化

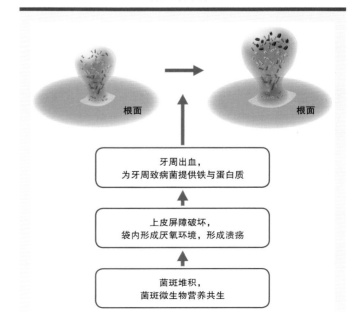

## 牙周组织与菌斑生物膜的共生失衡

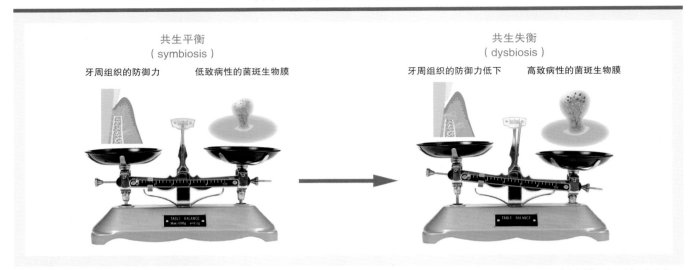

共生平衡
（symbiosis）

牙周组织的防御力　　低致病性的菌斑生物膜

共生失衡
（dysbiosis）

牙周组织的防御力低下　　高致病性的菌斑生物膜

**图1c** 现代医学认为，牙周组织的破坏归因于微生物转变。菌斑致病性升高，与牙周组织防御力间的平衡被打破，从而引发疾病（引自参考文献5，并做改编）。牙周组织的防御力低下，可能是因为口腔卫生不良、吸烟、心理压力、疲劳等促使宿主的免疫力变低，唾液的抗菌成分低下，也可能是因为存在异常咬合力，牙周组织承受过大应力等。这些都会使得微生物转变现象加重，牙周组织与菌斑之间的平衡被打破，导致牙周组织被破坏。

## 龈沟与牙周袋

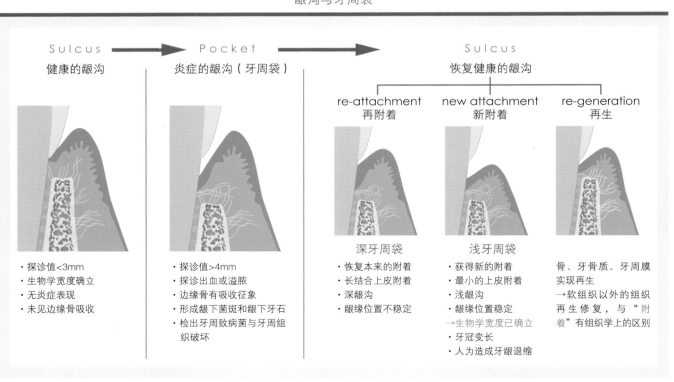

Sulcus　　　　　　　　Pocket　　　　　　　　Sulcus

健康的龈沟　　　　炎症的龈沟（牙周袋）　　　恢复健康的龈沟

re-attachment　　　new attachment　　　re-generation
再附着　　　　　　　新附着　　　　　　　再生

- 探诊值<3mm
- 生物学宽度确立
- 无炎症表现
- 未见边缘骨吸收

- 探诊值>4mm
- 探诊出血或溢脓
- 边缘骨有吸收征象
- 形成龈下菌斑和龈下牙石
- 检出牙周致病菌与牙周组织破坏

深牙周袋
- 恢复本来的附着
- 长结合上皮附着
- 深龈沟
- 龈缘位置不稳定

浅牙周袋
- 获得新的附着
- 最小的上皮附着
- 浅龈沟
- 龈缘位置稳定
→生物学宽度已确立
- 牙冠变长
- 人为造成牙龈退缩

骨、牙骨质、牙周膜实现再生
→软组织以外的组织再生修复，与"附着"有组织学上的区别

**图2a** "牙周病能治好吗？"这么简单的问题却很难回答明确。但是，仍有方法能让牙周袋再次恢复成龈沟。愈合的终点无非是这三种之一。

降低袋深的手术分类及愈合形态

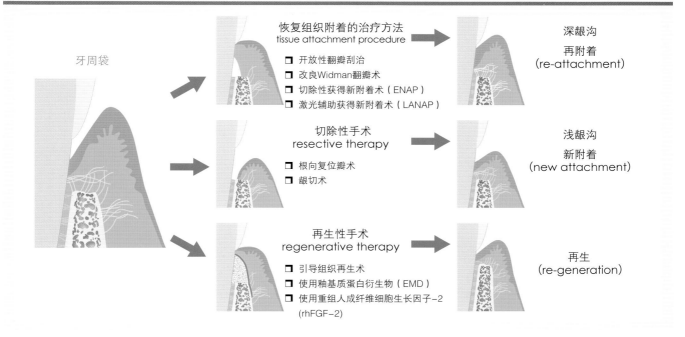

**图2b**　这3类手术衍生出多种术式。这些变化多端的术式，为多年来国家医师考试的常见内容。而当中不乏临床上几乎已退役的术式。未来可以期待激光辅助获得新附着术（LANAP）与曲弗明（重组人成纤维细胞生长因子）这些新式的治疗方法，可如同微创外科手术（MIS）技术一样广为人知，也期望看到更多的相关临床研究报告。

翻瓣术中，术者可直视确认牙石是否去除干净，这比"听诊""触诊"更可靠。这是开放性术式的重大意义，尤其是针对深牙周袋而言[12,17]。

组织附着疗法，简单地说，就是开放性的刮治及根面平整（SRP）。切除袋内上皮，暴露结缔组织，创造无上皮的创面，使之与根面紧密接触，形成长结合上皮式的组织附着（**图3**）。最终附着位置接近原来的水平，形成再附着（re-attachment）。

所谓上皮性附着，是上皮细胞分泌内侧基底板，作为介质让上皮细胞与牙面黏附，形成半桥粒连接[18-19]。这在第4章已说明。有人认为，除了牙面，上皮细胞可以在生物相容性高、平滑干净的"任何地方黏附"[20-23]。如果站在上帝造物的

视角来看，显然在组织学层面，细胞不可能与任何界面嵌合，甚至不都会与牙面或根面黏附，即使形成了附着有时也会无缘无故地丧失[16,24]。

说起恢复组织附着的代表式式，大家可能立刻会想到改良Widman翻瓣术[25]。它的特征是尽可能地保存感染袋内上皮以外的牙周组织。与切除性手术相比，该术式的优点是临床附着丧失更小。最终的美观效果更优，根面暴露、牙根敏感、龈乳头退缩伴随发音漏气等问题也更少些。它虽然是经典的牙周手术术式，与传统的SRP相比，反而能更少地损伤牙周组织，即便到现在，使用频率也很高。另外在显微手术中，考虑到术后的美观性，关键是第一刀的内斜切口应尽量靠近龈缘，避免因切除袖口而造成牙龈退缩。

各种组织附着疗法

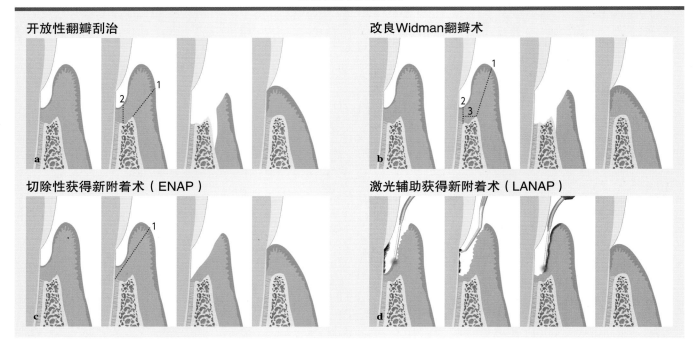

**图3a~d** 组织附着疗法的概要图（引自参考文献10，并做改编）。

**a：** 开放性翻瓣刮治（也可称翻瓣清创术）。①龈边缘至牙槽嵴顶行内斜切口，②加沟内切口，去除含一部分游离龈的龈袖口。翻全厚瓣，清晰视野下根面清创。

**b：** 改良Widman翻瓣术。①内斜切口。②沟内切口，至此与开放性翻瓣刮治的方法一样。③水平切开，是该术式的特征。

**c：** 切除性获得新附着术（ENAP）。只需做内斜切口，行局限的SRP，缝合或手指按压龈瓣，使之复位至根面，期待止血后能形成上皮性附着。

**d：** 激光辅助获得新附着术（LANAP）。用Nd:YAG激光切开牙龈，去除袋内上皮。激光的设定功率偏强，使得沟底的血块能保持稳定。

## 使用切除性手术获得新附着的愈合形态

如果将组织附着疗法比作建筑的翻新，那么切除性手术（resective therapy）可以比作房屋重建。切除性手术不但要去除菌斑及感染的袋内上皮，还应根据情况修整牙槽骨，包括患牙的支持组织在内的牙周环境，都要通过"切除"的方法来改善。修整支持结构后，组织启动自愈机制，特别是经历二期愈合后，牙周组织得以重建。最终牙周组织获得健康的龈沟，拥有上皮性附着、结缔组织附着、形成深约1mm的浅沟和新附着（**图4**）。本术式重建了新的生物学宽度，因此新的牙周组织比长结合上皮更稳定、更健康。其中根向复位瓣术（apically positioned flap，APF）的本质是切除性手术（见107页要点），与改良Widman翻瓣术相比，尽管手术创伤大，但它具有预后"可预测性高"的优点，因此至今仍被广泛使用[27]。

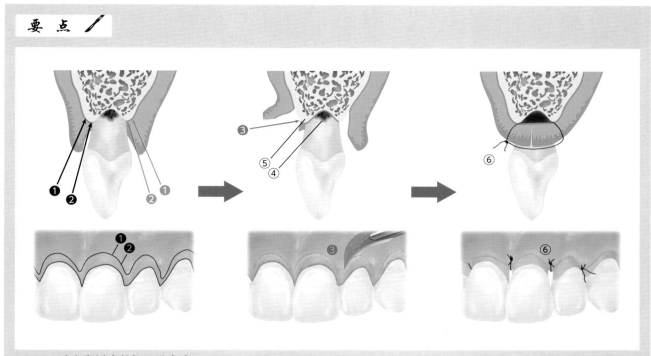

Ramfjörd改良翻瓣术的切口及术式。

切开: ①距龈缘1～2mm的外侧面做第一切口，翻全厚瓣暴露骨嵴顶2～3mm。②第二切口是沟内切口。根面上残余的上皮袖口由③第三切口去除。（译注：原文的"龈沟切口"与"沟内切口"是同义）

刮治和骨修整: 全厚瓣分离至牙槽嵴顶，尽量少暴露骨面。在清晰视野下行④根面清创。如果骨边缘突出锐利，根据情况行⑤牙槽骨修整术（osteoplasty）。另外原术式不会为了去除骨下袋而行骨切除术。

缝合: 主要采用⑥单纯缝合。目的是一期愈合，但由于术中去除了部分龈边缘袖口，术后将发生牙龈退缩。

## 切除性治疗

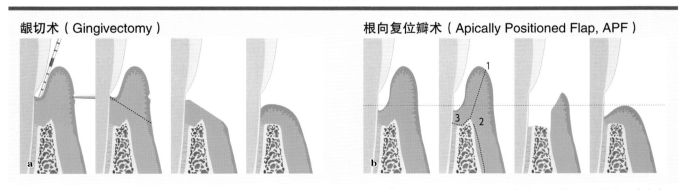

**龈切术（Gingivectomy）**

**根向复位瓣术（Apically Positioned Flap, APF）**

**图4a，b** **a**: 龈切术，也称牙龈切除术。只做外斜切口，不做任何骨修整。所以，不适用于消除骨下袋，只适用于减少角化龈，消除假性牙周袋，或治疗纤维性牙龈增生症。

**b**: APF。根向复位瓣术第一切口①是龈缘至牙槽嵴顶的内斜切口。第二切口②是改变刀刃方向，分离半厚瓣直至越过膜龈联合。第三切口③是水平切口和沟内切口。用刮治器一并去除根面残存的龈袖口和袋底肉芽组织。

但是说到"可预测性高"，2000年后陆续发表了不少相关研究都颇发人深省。Becker W等[28]纳入16位牙周病患者开展前瞻性研究，分为①SRP、②含骨修整的切除性手术治疗、③改良Widman翻瓣术3组，观察术后袋深降低和临床附着水平的变化。

结果表明，PD 4～6mm的牙周袋无论用哪种方法，都能降低袋深，增加临床附着，而②含骨修整的切除性手术治疗组的术后短期效果最佳。然而5年过后，3种术式间的附着获得和袋深降低的差异无统计学意义。而对于PD 7mm以上的位点，术后及5年随访，②含骨修整的切除性手术治疗组与③改良Widman翻瓣术组，比单纯的①SRP组，有显著的附着获得和袋深降低的结果，但是②与③之间的差异无统计学意义。

也就是说，若是中度牙周炎，②与③两种牙周手术虽然都能取得一定的治疗效果，但5年随访，与单纯的①SRP在附着获得这一项上没有显著差异。结果表明，中等程度牙周炎治疗中，牙周手术并不是第一选择。而若是重度牙周炎，术后5年随访，相比单纯的①SRP，②与③两种牙周手术的优势就体现出来了。这提示牙周袋较深的位点，牙周手术的效果更好。但无论是中度还是重度，②与③两种牙周手术间的差异并不显著，这一点非常重要。进一步分析，切除性手术的创伤大，影响美观，有诱发牙齿敏感和根面龋坏的风险，有如此多缺点的根向复位瓣术（APF）若不能保证"可预测性高"这一优点，那么这手术的合理性就不存在了。

也许，支持②含骨修整的切除性手术治疗的人是想从CAL和别的指标上证明APF的优势。换言之，若能让"深袋"变成"浅沟"，将厌氧环境转变为富氧环境，令最凶险的牙周致病菌——厌氧的革兰阴性菌属（牙龈卟啉单胞菌、齿垢密螺旋体、福赛拟杆菌等）无处藏身，从而形成致病

菌无法寄居的牙周环境，这一点上，APF还是能保证的。但Kyriazis T[27]等对这一观点提出了质疑。他们在一项研究中纳入30位"成年牙周炎"患者，发现APF和改良Widman翻瓣术后6周、12周和24周，微生物学上（菌群）、宿主免疫学上（免疫应答）无显著差异。

有此循证依据，笔者在10年内还没有做过以降低袋深为目的的APF。**图5**展示的是上颌跨牙弓的长桥修复病例中，使用了APF。但是假如选择改良Widman翻瓣术，或许能取得同样的结果，也或许会有不同的预后。但已无从知晓。

不可否认的是，与其他的术式相比，APF会给患者身体造成更大的负担。如果自己是患者的话，最不希望术者选择降低袋深的术式大概就是APF。

## 牙周再生治疗的"终点"是什么？

"我的磨牙袋深7mm，至少把它降到4mm吧。"基本不会有患者到访牙科医院时，提出这样的主诉。大多患者以"牙床肿胀、疼痛、出血溢脓、牙龈松动、口臭或食物嵌塞"为主诉来院求诊。医生检查后，指出此处有超过7mm的牙周袋，患者才第一次知道自己还有生病的牙龈沟。

牙周病治疗的"真正终点"是什么呢？可以反映到牙的存留率，也可以是牙床肿胀、疼痛、出血、溢脓、松动、口臭或食物嵌塞等自觉症状的消失。牙周袋由深变浅，只是"代理终点"。那么，"终点"（或者"疗效"）只是临床实验中反映结果的指标，它分为两类，一类是上述直接表示临床所见的"真正终点"，另一类是间接表示治疗结果的"代理终点"。前者包括患者的自觉症状、生存率、疾病的发生率等；后者包括血液检查、肿瘤标志，或者组织学检查、遗传因子诊断等。举些身边的例子，血压、脉搏

要点 ✏

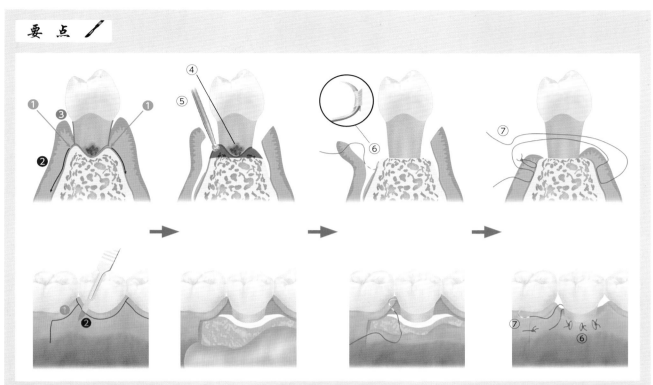

　翻半厚瓣的根向复位瓣术（APF），能同时降低牙周袋深度及增加少许附着龈。唇颊侧翻开半厚瓣，将黏膜瓣缝于根尖部的骨膜处。很多情况下需要做纵切口。另一方面，舌腭侧附着龈常常是足够的，不需要特意分半厚瓣复位至根尖向。特别是上颌腭侧的牙龈瓣较结实，向根尖部复位比较困难，只需做扇贝形切口翻全厚瓣，修整牙龈的高度与厚度，缝合即可。

　**切开**：于龈缘处做①内斜切口。它是根据预测骨嵴顶的位置而确定的，也称为"预测骨嵴顶切口"。②第二切口是从①切口延伸至MGJ，分离半厚瓣。此时注意不要透出刀刃尖端的灰色，确保龈瓣的厚度，刀刃尖端在结缔组织内推进，防止牙龈穿孔。

　**搔刮与去骨**：③水平切口及龈沟内切口。主要用刮治器在骨面上搔刮，去除残存的牙龈及肉芽组织。因此这一部分相当于翻全厚瓣，暴露骨嵴顶。接着④根面清创，去除菌斑。龈瓣向根尖方复位，很多时候需消除垂直向骨缺损，去除骨隆起，行⑤骨修整术。龈瓣向根尖部移动，若骨边缘形态没有修平整，会有残存牙周袋，牙龈也不会愈合成良好的形态。

　**缝合**：将唇侧黏膜瓣与⑥骨膜缝合，固定在根尖部。唇颊侧和舌腭侧的缝合，是⑦1型褥式缝合，注意勿使龈瓣向冠向移动。缝骨膜时，建议使用缝合距离小的缝针（11mm以下），6-0或7-0的尼龙线。

病例：11

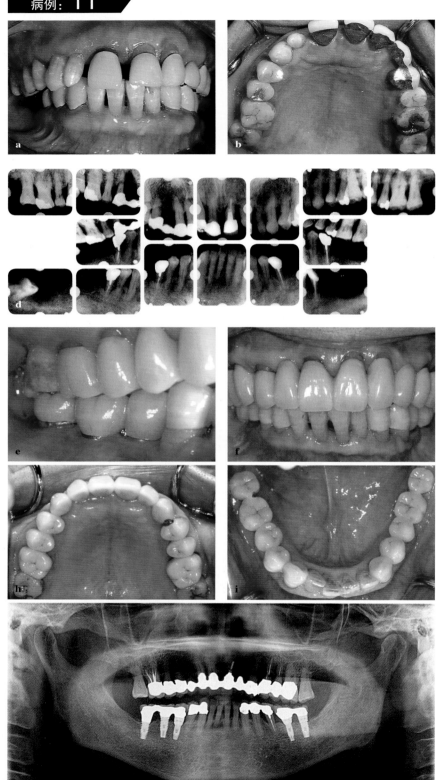

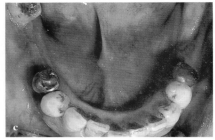

**图5a ~ d** 60岁男性患者。主诉无法咀嚼。初诊时，口腔内检查和14张全口根尖片见：此为Eichner B2型（译者注：指牙弓有两个咬合支持区，即两侧前磨牙）分类的病例，咬合高度明显下降。本病例需要独立受力的修复体维持咬合力，所以需要种植修复。2|2 和 8| 拔除，全口牙周基础治疗，再评估疗效，决定保留剩余的所有牙齿。

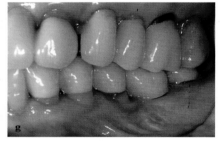

**图5e ~ j** 术后口腔内照片和全景片。仅下颌游离缺失处使用种植修复，上颌的修复治疗是基于稳定牙周和咬合的需要，行跨牙弓的固定桥修复。另外，为了创造有利于根面清洁外形，并且降低袋深，余留牙适合行APF，处理牙龈边缘。

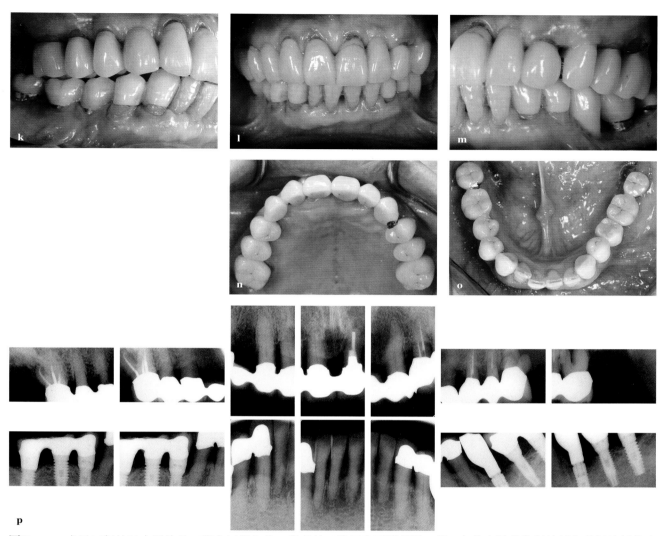

**图5k ~ p** 术后16年的口内照片及14张全口根尖片。患者的口腔卫生不算理想，但16年前安装的修复体仍能很好地行使功能。术后14年时 7|7 被拔除，术前已评估为预后不良，所以没有把这两牙纳入上颌跨牙弓桥修复中。同期 5 因冠折拔除，行单冠种植修复。

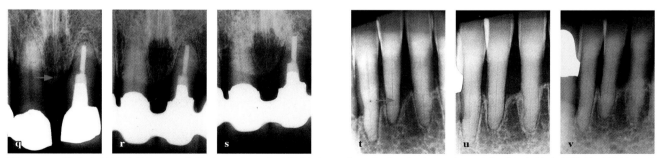

**图5q ~ v** 检查余留牙的骨组织。术前（q, t），术后即刻（r, u），术后16年（s, v）。重点看红色箭头所指的牙槽骨，虽然没有行牙周再生术，但牙槽骨白线在术后变得清晰，且长期稳定。究竟是切除性手术的功效，还是因为磨牙区咬合支持的确立或长期的牙周维护治疗（SPT）的功劳，作者无法权衡其影响之轻重。

的数据，检查代谢的体重指数（BMI）等都是"代理终点"。

面对"代理终点"值的增减，或喜或忧之际，如果治疗对"真正终点"的影响微乎其微，临床意义就不大了。实际上，如果牙周袋深度减小1mm，患者现有的症状还没缓解，则很难感受出治疗的效果。何况要获得探诊值需要带着角度，在狭窄的空间内目视，在1mm刻度的测量工具上读出合适的数值。有可能这1mm差别来自"代理终点"精度不足。

作者想在此基础上谈谈牙周组织再生术和EMD。以Emdogain为代表的牙周组织再生术是，根面清创术后在根面上涂布釉基质蛋白，促使牙周膜再生形成牙周组织。Emdogain是从幼猪牙胚提取精制的釉原蛋白（牙釉质中存在的蛋白质），据日本国内销售公司的官网上描述，它的适应证为"牙周袋深6mm以上，X线片示深4mm以上的垂直向骨吸收（根分叉处除外）的中重度牙周炎"[28]。生产商的广告中提及一项多中心研究报告[29]，结果表明723例 PD（7.5±1.7）mm的牙周袋使用EMD后，PD减少至（3.5±1.3）mm。除此之外也能找到一些其他证明EMD有效的研究[30]。但这究竟是EMD的效果，还是开放式手术中清创术的功劳，需要进一步研究证实[31]。

为此不仅要参照临床病例报告，还要有高质量的循证依据。有证据表明与单纯的翻瓣刮治相比，EMD的效果更好[32-33]。该研究列举出具体数值，证明与翻瓣清创术相比，EMD能带来1.3mm额外的临床附着获得。那么这结果应该表达为"还有1.3mm"，还是"只有1.3mm"呢？这个探诊数值只是"代理终点"，对患者的生活质量有多大改善呢？不得而知。

但是目前日本国内Emdogain在临床使用中的售价是0.3mL约2万日元（不含税，2022年约人民币1070元）。意味着患者要支付更多的治疗费用。个人认为，值不值得为了获得1.3mm的临床附着付费，这有待商榷。

## 使用细胞因子的牙周组织再生术

若希望"将牙周袋转变回龈沟"，恢复附着的手术和切除性的手术都能很好地达成这一目标。但是若想达到"丧失的牙周组织恢复到原来的状态"这一牙周病学上的最高目标，只能靠牙周组织再生术了。相关尝试已有很长历史。不但有前文提到的使用EMD促使牙周组织再生，还有使用屏障膜的引导组织再生术（GTR）。GTR也是能诱导牙周组织再生中效果具有统计学意义的代表术式[34]。牙周组织再生手术的操作难度高，而适应证却并不广泛。

2016年末，新一代的技术出现了。这是一种引导牙周组织再生的药剂，2016年在日本国内被许可使用。它的主要成分是能直接向人细胞传导信号的重组人成纤维细胞生长因子（0.3%的rhFGF-2：碱性成纤维细胞生长因子）。一般名为曲弗明（trafermin），商品名为"Regroth"。使用方法是，去除根面的菌斑生物膜后，在根面上涂布该药剂就可以了。换言之，根面处理、骨移植材料、胶原等都不需要。当然也不需要放置屏障膜。这比笔者所知的任何牙周组织再生术都要简便。曲弗明并非材料，而是由日本厚生劳动省认证的药剂。其效果已经在发售前经过了"临床试验"。这就意味着，已完成了第三期临床试验，通过了多中心临床随机双盲对照试验，有高质量的循证依据支持其效果后，才允许进入销售阶段（**图6**）[35]。

Regroth牙周组织再生术的多中心对照实验

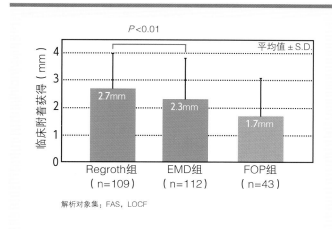

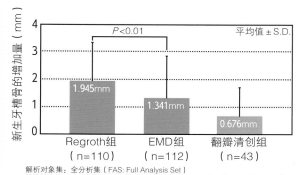

**图6a，b** 接受翻瓣术的慢性牙周炎病例267例（①垂直向骨吸收深达4mm以上，②探诊深度6mm以上，③Ⅱ度松动及以下），随机分到rhFGF-2组、EMD组、FOP（单纯翻瓣刮治）组，接受3种治疗，设计双盲法（患者与X线片评价者），评价治疗后的附着获得和新生牙槽骨的增加量（引自参考文献35，并做改编）。

**a：** 术后36周评价临床附着获得，发现rhFGF-2组、EMD组的值都有升高，而且rhFGF-2组比EMD组高0.4mm，差异具有统计学意义（P<0.01，95%置信区间为0.03~0.78mm）。

**b：** 术后36周，新生牙槽骨的增加量比较，rhFGF-2组优于EMD组，组间差平均值为0.605mm（95%置信区间：0.2173~0.9917mm）。结果显示，rhFGF-2组比EMD组在新生牙槽骨的增加量上有更显著的优势（P<0.01）。

rhFGF-2治疗效果，与EMD相比，临床附着获得高0.4mm，具有统计学差异；与单纯翻瓣清创相比，附着获得高约1mm。这时该说"还高1mm"，还是该说"才高1mm"，又会是个烧脑的议题。但是，rhFGF-2治疗能带来2mm垂直向的骨再生量。骨再生是再生治疗中很困难的一环，能有这样的结果还是颇值得关注的。rhFGF-2治疗在日本国内已经纳入医疗保险范围。比起使用EMD，患者的经济负担会更小。出于实惠的原则

（参考序章），日本国内应把rhFGF-2作为第一选择，优先于EMD。

关于Regroth，业界一些人认为，有这样的划时代意义的治疗效果，如果医疗机构方也能在经济上有些收益，哪怕只是极少量也好。说实话，作者也认同这点。

以下为Regroth用在牙周组织再生术时的病例示意图，包括切口的设计要点（**图7**，**图8**）。

牙周组织再生术的切口原则

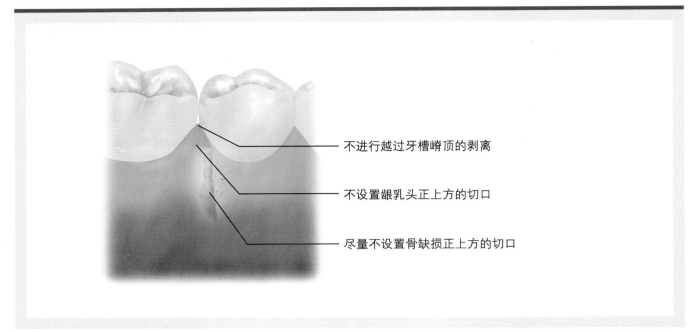

不进行越过牙槽嵴顶的剥离

不设置龈乳头正上方的切口

尽量不设置骨缺损正上方的切口

**图7a** 行牙周组织再生术时，要特别注意保护瓣的血供，以此来设计切口。切口应避免在骨缺损的正上方设计。骨缺损上方的黏膜比较脆弱，缺损周围的肉芽组织需要去除，血供将会不足。避免在龈乳头正上方设置切口，也是同样的道理。牙周组织再生治疗术，既要防止术后牙龈退缩，也要考虑骨缺损处的牙龈不会出现凹陷，防止瘢痕形成，能做到对位缝合，以此为目标设计切口。考察是否实现再生前，若成骨空间塌陷，或者龈瓣坏死裂开，牙周组织再生将会以失败告终。为此，术后要"保持黏膜瓣的张力"，这一点很重要。行显微牙周组织再生术时，尽量小地分离牙龈瓣，唇颊侧翻瓣时，不需剥离至舌腭侧（舌腭侧翻瓣亦然）。

Regroth是日本生产的，已在全日本体制下，完成了世界最大规模的临床试验。

这一项目是由高山真一医生最早开始研究的[36-39]。后在大阪大学的村上伸也医生的领导下，研发工作取得了历史性的成果。Regroth在日本国内从被认可到允许销售，经历了漫长岁月。若将这振奋人心的过程——记录，可说是又一个仓颉造字般的故事了。

作者对村上医生和他的开发团队满怀崇敬之意，致力于推广Regroth的使用。

各位读者在观看作者的Regroth治疗病例时，也应持相应的"怀疑有偏倚"的态度。饶是如此，Regroth的效果依然很显著。作者坚信今后日本国内外会陆续出现更多证实其有效性的研究报告。

## 牙周组织再生术中用到的切口原则

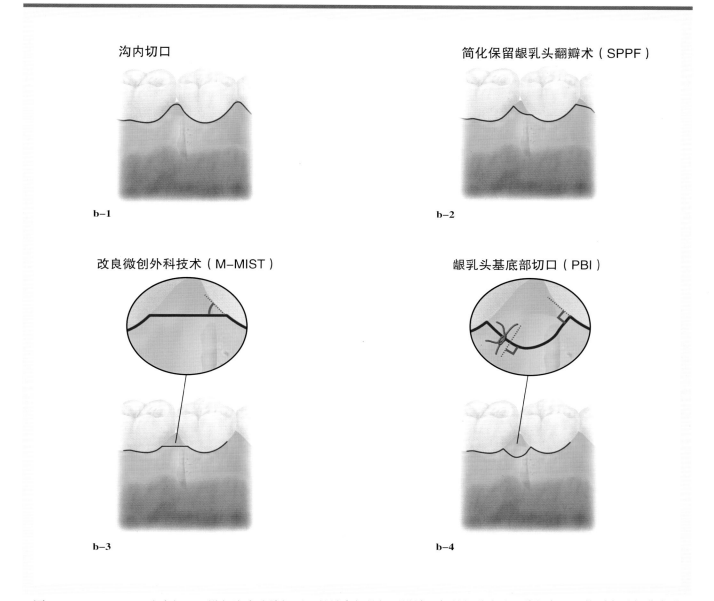

沟内切口

简化保留龈乳头翻瓣术（SPPF）

b-1

b-2

改良微创外科技术（M-MIST）

龈乳头基底部切口（PBI）

b-3

b-4

**图7b-1～b-4　b-1**：沟内切口。沿龈沟内连续切开，是最常规的切开设计。但是龈乳头处也将切断，可能剥离后龈乳头形态会消失。

**b-2**：简化保留龈乳头翻瓣术（simplified papillae preservation flap，SPPF）。颊或舌侧龈乳头基底设计斜形切口，与沟内切口相汇合。若相邻两牙间距狭窄，该切口较为适用。因为此时无法垂直于切口缝合，不能实现显微外科中的对位缝合。

**b-3**：改良微创外科技术（modified minimally invasive surgical technique，M-MIST）。设计用水平切口将相邻牙的沟内切口相连接。不把龈瓣翻至舌侧（若追加舌侧切开翻开，则属于MIST）。M-MIST是现代牙周组织再生式的金标准。但有时因为骨缺损形态，水平切口可能会在骨缺损的上方经过，余留龈瓣的两端形成锐角，这部分可能会形成瘢痕。

**b-4**：龈乳头基底部切口（papilla base incision，PBI）。2002年由Velvart推荐的切口，个人认为此切口最适用于显微牙周组织再生术中。与M-MIST相同的是，不将龈瓣推向舌侧，为了把龈乳头全部保留下来，PBI的切口要绕开骨缺损部位，不让瓣缘形成锐角。颊侧有足够的缝合操作空间，在清晰视野下操作。可垂直于切口缝合，使瓣缘对位。可以说，这种切口是牙周组织再生手术中最符合显微手术观念的。

三壁骨缺损处采用PBI切口的牙周组织再生术

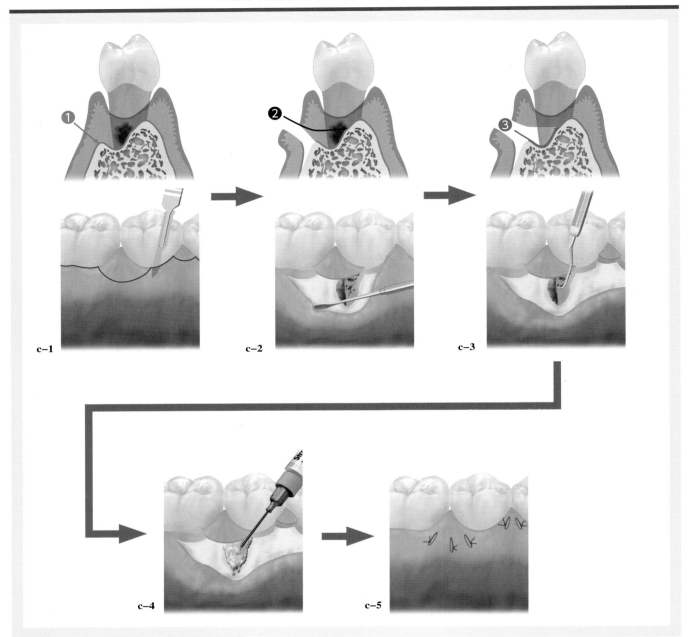

**图7c–1 ~ c–5　c–1，c–2：** 在舌侧龈乳头附近处，设计①PBI切口，深至骨缺损处的骨嵴顶。舌侧翻全厚瓣，预测颊侧骨嵴顶位置，追加②预测骨嵴顶的切口。

**c–3：** 使用微型号的刮治器或金刚砂车针，③将袋底的肉芽组织搔刮干净。不将瓣翻至颊侧，利用邻牙的附着以及牙龈纤维的弹性，保留龈乳头处帐篷状的结构。

**c–4：** 按Regroth厂商的使用说明，将曲弗明凝胶调配好，直接涂布于缺损区。与Emdogain不同的是，不需根面处理这一步。

**c–5：** 瓣缘处单纯对位缝合。

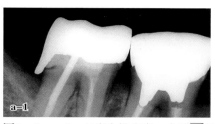
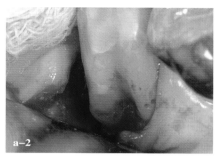
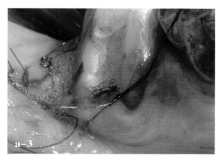

**图8a-1 ~ a-3**　44岁女性患者。主诉7̄松动。

**a-1:**　Ⅰ度松动，牙周袋探诊深度（PD）9mm，探诊出血（+），溢脓（+）。X线片示远中根边缘牙槽骨有透射影。

**a-2:**　去除修复体后，行牙周基础治疗，但是症状并未改善。行牙周组织再生术，见远中根牙槽骨吸收达根尖。

**a-3:**　显微镜下根面清创，涂布Regroth。

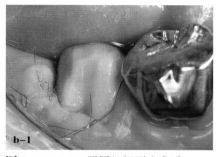
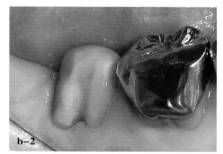
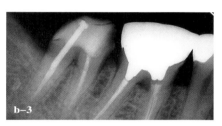

**图8b-1 ~ b-3**　牙周组织再生术后。

**b-1:**　术后1周，拆线时未发现牙龈凹陷。

**b-2:**　术后2个月，愈合良好，未见牙龈退缩及瘢痕形成。此时牙已不松，PD 5mm，无探诊出血、溢脓。

**b-3:**　术后仅过了2个月，7̄的牙槽嵴骨硬板影像变清晰，X线示远中根周透射影减小。

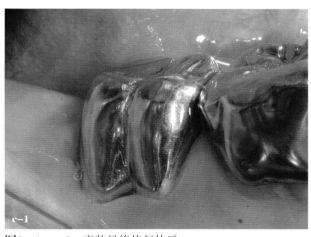
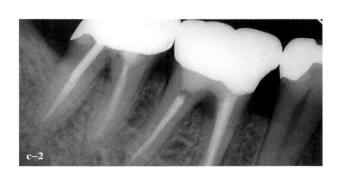

**图8c-1，c-2**　安装最终修复体后。

**c-1:**　安装最终修复体时，选择金银钯合金的金属全冠。牙无动度，PD 4mm，无探诊出血、溢脓。与术前相比，临床附着获得值为5mm。

**c-2:**　术后X线片。

专栏 ④牙周塞治剂有必要吗？

牙周塞（surgical pack，或periodontal pack）是指牙周手术后保护创面的包裹物，或包裹的方法。主要目的是防止术后出血，减轻术后不适感，固定牙龈瓣，防止咀嚼时损伤术区，或者防止感染。过去常使用带丁香酚的塞剂，现在像Coe-Pack这样的非丁香酚类的塞剂也广受欢迎。

如果先谈结论的话，作者首先不会在做完显微手术后使用牙周塞治剂。作者认为，术后止血、止痛、固定龈瓣，本质上是靠精密的切口设计和缝合技巧实现的。在显微手术中，还没有非得用牙周塞治剂不可的时候。

显微手术有一个目标，就是不造成创面破碎和开放，并将龈瓣在显微水平下对位缝合固定，以求达到一期愈合。这时，并不需要牙周塞治剂。而且，费尽功夫才把精细的龈瓣、移植物固定，位置也确定了，要是牙周塞治剂压迫导致错位，之前的努力将是竹篮打水一场空。显微外科中常使用7-0或8-0尼龙线，去除牙周塞治剂时容易扯去缝线。

Kathariya的一份关于牙周塞治剂的综述里，并未设定显微手术的章节。但是，根据过往牙周手术后牙周塞治剂的使用经验，使用后反倒更容易有菌斑堆积，引发组织炎症，导致细菌繁殖等[1]。结论是，牙周塞治剂只适合在APF的骨暴露面，或者FGG（游离牙龈术）供区使用。

[1] Kathariya R, Jain H, Jadhav T. To pack or not to pack: the current status of periodontal dressings. J Appl Biomater Funct Mater 2015; 13( 2 ):e73-86.

# 第 6 章

## 种植修复治疗的切开与缝合

## 种植的影响力

骨结合种植修复可追溯至1965年瑞典哥德堡大学的临床应用报告，近半世纪已在全球范围广泛应用。如果没有Brånemark发现骨结合，牙科界可能会走向完全不同的方向。绝非夸大其词，骨结合种植修复确实影响深远。而今，种植已不仅是缺牙修复的一个选项，在临床、研究、牙科分科等事项上都已造成绝对的影响力。

但是，与种植修复的巨大影响力相比，关于种植手术的切口设计却鲜有确切研究与证据。令人意外的是，在种植领域大部分的记述性研究都只谈操作步骤，就好像"这样做就对了"似的，而对于真正应该关注的种植切开与缝合的讨论却鲜少提及。

为此本章节以种植手术中高频使用的切口设计和缝合技法作为焦点，详解符合种植临床实践的软组织瓣的处理技巧。

## 种植外科手术分类树

众所周知，种植手术通常分为两种方式，一是一期做种植手术植入种植体，二期直接制作上部修复，称为一次法（穿龈式愈合）；二是一期做种植手术植入种植体，经历封闭式愈合，二期决策、塑造穿出形态，称为两次法（埋入式愈合）（图1）。显然作为患者会更喜欢一次法。怎么会有患者埋怨说"手术次数太少了，我不满意"呢？既如此，两次法种植还有存在的必要

吗？以下情况还是需要采用两次法种植的：骨增量，尤其是需放置屏障膜时；无法获得足够的初期稳定性时；愈合基台无法承受过大咬合力时（修复空间不足，无法打开咬合的病例）[1]。

回到切口问题，如果是两次法种植，一期的切口选择在牙槽嵴顶上，基本不存在问题，理由是这么做最符合瓣的血供原理。

一次法种植的切口设计，也可以沿用两次法种植中二期手术的方式。不同的是，一次法种植是翻全厚瓣，而两次法二期手术时常会做游离龈移植术以增宽角化龈，或者植入上皮下结缔组织以增宽牙槽嵴，此时需翻半厚瓣。

但是无论是一次法种植，还是两次法的二期手术，本质上都是要暴露骨和骨膜。在没有任何上部结构时，缺牙区黏膜就如"空地"一样，安装上部结构——愈合基台（有时是临时修复体）后种植体周软组织与上部结构之间常会有残留空间，环切法种植除外。这个残留空间若不用龈瓣覆盖，而暴露骨面或骨膜创面，则会形成"龈瓣的间隙"。

以尽量关闭残留间隙，或当已形成"龈瓣的间隙"时采取相应措施，减小它对后续治疗的影响为目的，种植术的切口设计有下列要点。

## 多牙缺失区种植的切口设计

例如无牙颌这样的多牙缺失病例，如前文所述最基本的是沿牙槽嵴顶做切口。为了充分暴露视野，也会使用纵切口，在下颌需注意颏孔的位置（图2）。

种植手术分类树

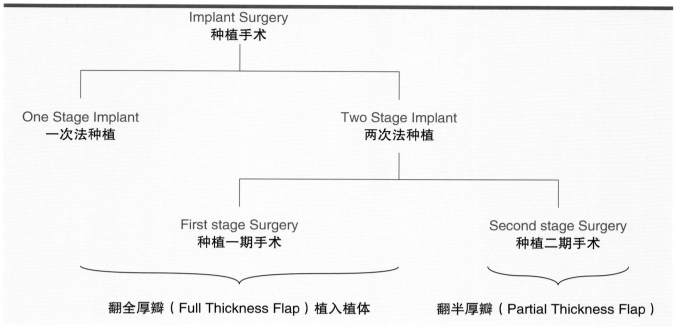

**图1**　种植手术分类树。

骨结合种植体刚出现的时候，人们认为须避免在植入位置正上方沿牙槽嵴顶切开，因为这可能会有开裂或缝线在种植体上方穿行带来感染的风险。那时候建议在牙槽嵴前庭区水平切开。但是现在这样的观念已被推翻，牙槽嵴顶切口容易感染和开裂并无科学根据。现今的主流观点是，在前庭区水平切开，牙槽嵴顶与前庭沟处的血供一定会被阻断，造成龈瓣坏死，反倒更易使瓣裂开，导致种植体或膜的暴露。

## 少数磨牙缺失的切口设计

在磨牙区种植，考虑切口时要留意手术对种植体边缘黏膜的影响，尤其要关注角化黏膜。术者不应轻率地切除牙龈，使角化组织丧失，应尽力增加角化组织，增厚种植体边缘处黏膜的厚度。

在牙周病学领域，20世纪80年代后很长一段时间都提倡一个有循证依据的观点，即"附着黏膜宽度不足，也不会影响牙周炎的进展"[2-8]。那么种植体周围的黏膜又如何呢？是否同样理解为"虽无绝对必要，但有角化黏膜也好[9-12]。"

带着批判性思考后，个人观点是——作者强烈推荐"术者应尽量增加角化组织"。因为不需角化组织的理论是有附加前提的，即"能刷好牙"或者"没有太多菌斑堆积"。有了这些前提，"种植体周不一定需要角化组织"的结论才能成立[13-16]。

无牙颌种植手术的切口

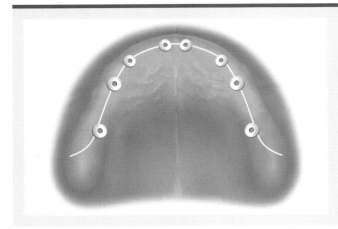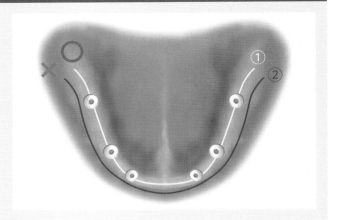

**图2**　建议的切口（①）。沿牙槽嵴顶切开为基础，必要时追加纵切口。切开的时候注意颏孔附近的解剖结构。不合适的切口（②）。偏离牙槽嵴顶，在牙槽前庭做水平切开，牙槽嵴顶和切口之间的血供被阻断，可能造成术后龈瓣穿孔坏死。

作者既不推荐"不分场合，一律使用游离龈移植术（FGG）"，也不会简单地将游离龈瓣贴附于创面，就当万事大吉。作者认为，为了长期预防发展迅猛的种植体周围炎，需要在外科手术时就制造一个利于刷洗的种植体周围环境。

据此观点，磨牙区种植时，推荐使用Sclar著作《软组织和美学区的种植修复》[17]所展示的切口设计（**图3**）。作者认可Sclar的观点，在附着黏膜不到3mm时考虑使用FGG。

讨论完"宽度"，还需考虑种植体周黏膜的"厚度"。据作者所知大多数人支持"增加厚度"，即"增加种植体周黏膜厚度，对种植体周围边缘骨的稳定性有积极意义"这一理论[18-22]，鲜见持相反意见的研究[23]。本书后面讲述美学区域种植周组织的章节里也提到，出于边缘骨稳定性的考虑，更有必要增加种植体周黏膜厚度。

## 前牙美学区黏膜厚度的重要性

前牙种植修复治疗离不开美学。具体地说，要追求唇侧龈边缘的对称性，龈乳头的高度，牙龈轮廓和膨隆自然的感觉，与周围牙龈的色与质的协调性[24-26]。为了达到这些目的，作者认为种植外科手术应遵守3个原则：①增加黏膜厚度；②避免做龈乳头水平切口；③避免瘢痕形成，合理设计切开和缝合。还有一个更值得注意的原则是，在美学区域，避免使用那些术后龈瓣可能裂开，甚至坏死的危险术式。

Sclar的手术策略（有部分改编）

### 切除成形法

### 乳头重建法

### 侧向复位瓣法

**图3a-1 ~ c-3**　根据附着黏膜宽度（5~6mm，4~5mm，3~4mm）选择磨牙区种植的切口设计，共有3种[17]。无论选哪种方法，都需要牙槽嵴顶略偏舌侧（腭侧）的位置水平切开，颊侧瓣向根尖侧复位。通常在种植手术中安装愈合基台，会使得骨或骨膜暴露（因为有间隙），根据留余的附着黏膜宽度，选择相应的处理方法。Sclar认为附着黏膜宽度不足3mm时，黏膜移植是有必要的。本图设置了纵切口，也可以延伸至邻牙做沟内切口来代替纵切口。

**a-1 ~ a-3：** 5~6mm时，选择切除成形法。水平切开瓣，使之能向根尖方移动，沿基台外形切除翻瓣侧部分黏膜，骨或骨膜创面暴露得少，但是角化组织宽度也会减少。

**b-1 ~ b-3：** 4~5mm时，选择乳头重建法。类似于切除成形法，但切开的牙龈带着蒂向种植体之间的间隙处旋转，使之充当牙间龈乳头保留下来。这种方法会使角化组织宽度减少。

**c-1 ~ c-3：** 3~4mm时，选择侧向复位瓣法。瓣从远中拉向近中。瓣缘向各个乳头部牵引，从近中开始依次缝合固定。此术式下，骨或骨膜创面暴露最多。待血块充盈创面处，最终将以角化组织替代创面愈合。但是术后龈乳头处形成多个凹陷状的愈合形态，但相比之下角化组织是增宽的。作者在磨牙区种植时，常选用此切口。

病例: **13**

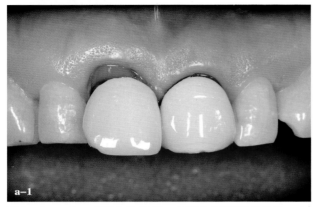

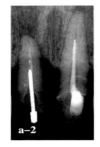

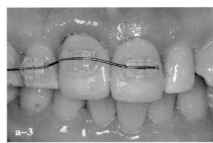

**图4a-1 ~ a-3**　52岁女性患者。主诉上颌前牙不美观。1|有重度牙周炎,判断无法保留。1|唇侧龈和龈乳头已发生退缩,尝试用正畸的方法解决龈缘不对称的问题(待种植区黏膜过矫正)。

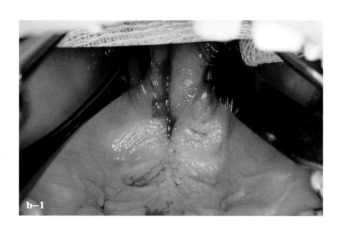

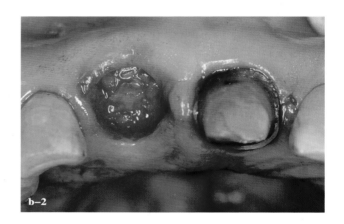

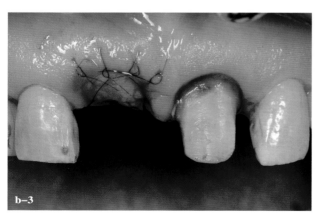

**图4b-1 ~ b-3**　患者拔牙同时在腭侧骨隆突处取自体骨,行牙槽嵴保存术。将上皮下结缔组织(SCTG)覆盖在拔牙窝上方,用7-0尼龙线缝合。

**图4c-1，c-2** 6个月的愈合后，植入种植体，根据保留龈乳头术式，不在龈乳头顶部切开，而是保留龈乳头的形态切开，分离。不附加纵切口，用6-0和7-0尼龙线缝合龈瓣。

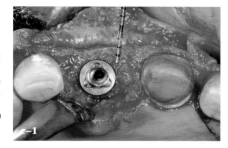
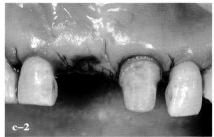

**图4d-1，d-2** 种植二期手术中使用折叠瓣术。种植周黏膜愈合后不形成瘢痕。

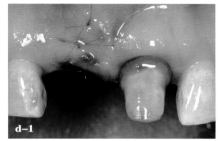
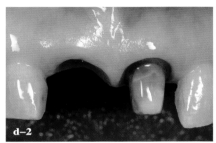

**图4e-1，e-2** 术后的口内照片与X线片。术前是唇侧龈和龈乳头退缩的疑难病例，使用显微外科技术，取得了符合美学标准的治疗结果。高质量达到：①唇侧龈缘对称，②龈乳头高度维持，③黏膜轮廓膨隆，形成自然外观，④与周围牙龈的色、质高度协调。

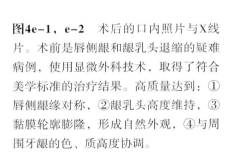
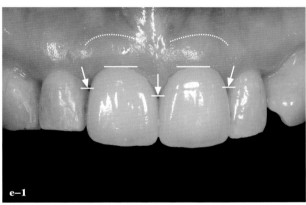
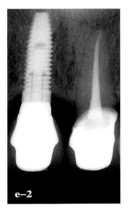

**图4f** 术后8年的口内所见。种植体周黏膜状态稳定。

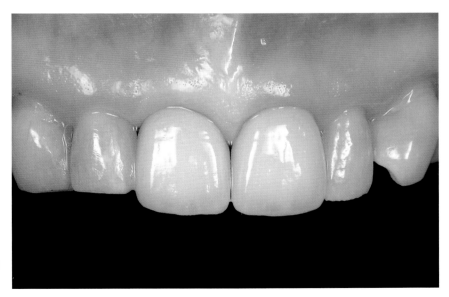

种植体周黏膜厚度和高度的生物学比较

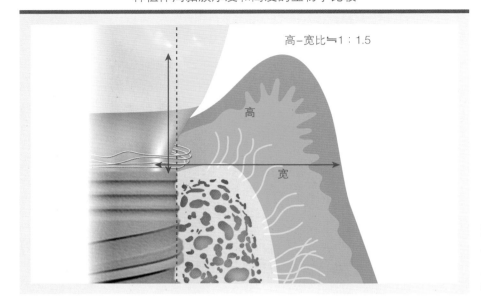

高-宽比≒1：1.5

高

宽

**图5** 种植体周黏膜的测量结果，高与宽的关系可归纳为约1：1.5[29]。所以，若要增加种植体周黏膜的高度，需相应地增加厚度。

关于增厚黏膜方面，作者在第4章已有提及，种植体周黏膜比天然牙的牙龈更脆弱，缺乏稳定性。原因是牙龈边缘与种植体周黏膜边缘的组织学差异造成的。在美学区种植，能预测到黏膜容易退缩，在安装最终修复体之前会有意地将黏膜往冠向增加1mm[27-28]（**图4**）。为了增加种植体周黏膜的高度，不但要垂直向增宽软组织，还需水平向增厚软组织[29-31]（**图5**）。

为了种植体周黏膜的高度能稳定下来，相应的厚度也要增加，这样才能让人放心。相反，如果厚度不足，可以想象高度也无法获得（但这研究单纯是横断面的研究，循证级别并不高）。另外，为了防止种植体边缘骨吸收，黏膜厚度也是很重要的[32-33]。往深一步说，为了确保龈乳头的高度，有必要增厚唇侧黏膜，这结论由Nisapakultorn K等所报告[34]。乍一看似乎"龈乳头高度"与"唇侧黏膜厚度"没有关系，但两者有统计学上的正相关性[34-35]。

## 少数前牙缺失的切口设计

首先，①为了增加"黏膜厚度"，需采用上皮下结缔组织移植（SCTG）。本书所展示的前牙区种植病例，大多使用SCTG。无论是用带蒂的，还是游离的，需在设计种植切口时就考虑到有可能要使用SCTG。

其次，②关于"避免龈乳头处水平切开"这一点，最理想的情况是一律不切断龈乳头。即是说，最好在龈乳头下翻隧道瓣，避免剥离龈乳头下的骨膜，也避免水平切开龈乳头。但是有些时候种植术中要同期植骨，就无法避免这些操作了。此时也不应把龈乳头"笔直"地切断剥离，而是选择如同天然牙龈乳头重建术，或者微创外科技术（MIST）那样，保持龈乳头的形态，把整个乳头部位一并剥离。这些在第2章已详尽叙述，如果在牙间乳头处切开，牙龈会发生退缩，该部位剥离的范围就算很小，也有可能引起骨吸收。

前牙种植手术用到的切口①

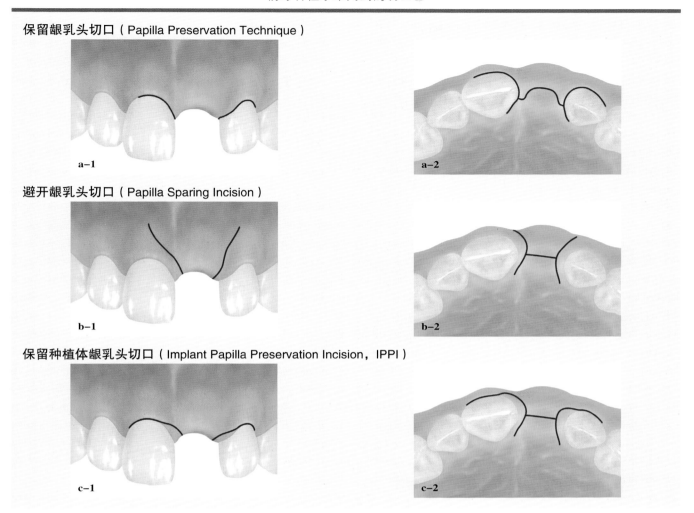

保留龈乳头切口（Papilla Preservation Technique）

a-1　　　　a-2

避开龈乳头切口（Papilla Sparing Incision）

b-1　　　　b-2

保留种植体龈乳头切口（Implant Papilla Preservation Incision，IPPI）

c-1　　　　c-2

**图6a-1，a-2**　种植术中使用保留龈乳头切口（参考第2章）。因为做水平切口，龈乳头容易退缩，所以前牙种植时建议避免使用水平切口。

**图6b，c　b-1，b-2**：这是一般的为避开龈乳头的梯形切口。在龈乳头处不设置切口，所以能预防龈乳头退缩。但是纵切口处往往会形成瘢痕，多年之后都不会消失。因此在美学区域不推荐使用。

**c-1，c-2**：保留种植体龈乳头切口（implant papilla preservation incision，IPPI）。英国马洛的一位临床医生Tidu Mankoo推荐的种植手术切口（相关文献还没出版）。与避开龈乳头切口相同的是，该法不设置龈乳头处的切口。切口不往垂直向延伸，而是水平切开并与邻牙龈沟切口相接，术后不会形成明显瘢痕。

　　除去一些特殊的病例（非翻瓣手术或即刻种植），前牙种植还有一些候补的切口选择[36-40]，如**图6**所示。近年来备受推崇的避开龈乳头的切口法（即梯形切口[41-43]），作者个人会将它从选择列表中删除。因为很遗憾这术式有纵切口，会形成瘢痕。也许有人认为，患者不会注意到这一点吧。但作者认为，在有其他选项时，在美学区特意选择一项美观性差的切口设计，实非明智之举。

前牙种植手术用到的切口②

## "Z"字成形瓣术（Z-Plasty）

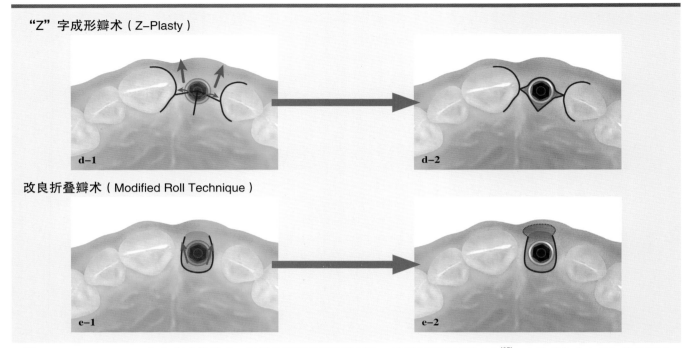

## 改良折叠瓣术（Modified Roll Technique）

**图6d，e　d-1，d-2：** "Z"字成形瓣术。牙周整形外科通用的手法，被沿用到种植手术中[37]。在种植体中心处如箭头所示般设计切口。将龈乳头和唇侧黏膜一并推向唇侧，既能增加黏膜厚度，又能保持龈乳头形态。

**e-1，e-2：** 正确地说，是保留龈乳头的改良折叠瓣术（papilla preservation modified roll technique）。早在1980年由Abrams[39]报告在种植二期手术中采用折叠瓣术，后经多番改良，形成现今的避开龈乳头切开的术式。图为Giordano等报告的方法，部分已经改编，是作者临床中使用的折叠瓣术。首先，种植体正上方切开与直径范围大小匹配的"C"字形瓣，用金刚砂车针去除瓣的上皮。剥离形成带蒂瓣，唇侧设计信封状的半厚瓣，将带蒂瓣折叠插入其中。该术式保留了牙间乳头，同时增加了唇侧黏膜厚度。

## 病例：14

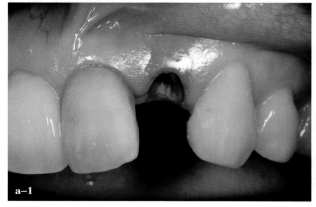

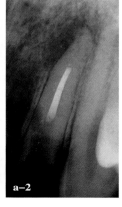

**图7a-1，a-2** 28岁女性患者。主诉|2疼痛。初诊X线片检查示|2根尖病灶穿孔，判断该牙应拔除。

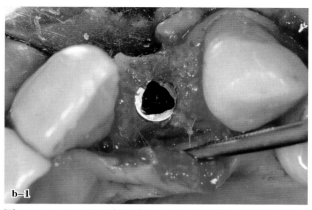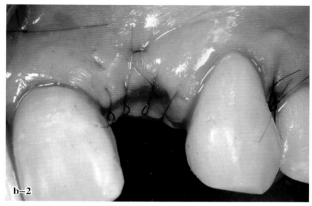

**图7b-1，b-2**　拔牙窝愈合后，植入种植体。因为水平向与垂直向支持种植体的骨量都足够，所以使用保留龈乳头的切口，不追加纵切口。

### 要点

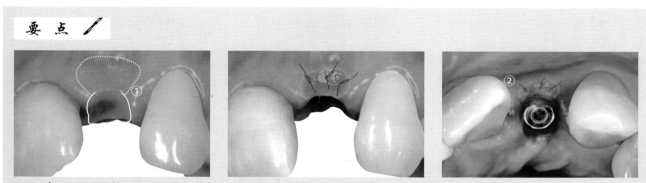

切口：┗2 预想种植体上部最终修复体的黏膜边缘，设计"C"字形的切口，去除瓣上皮（①）。

带蒂结缔组织移植：分离带蒂瓣，拧下覆盖螺丝，唇侧黏膜设计信封状半厚瓣，按折叠瓣术式，将带蒂的结缔组织折叠插入唇侧半厚瓣内。

缝合：7-0尼龙线在3处行褥式缝合，将带蒂瓣固定在信封瓣内（②）。

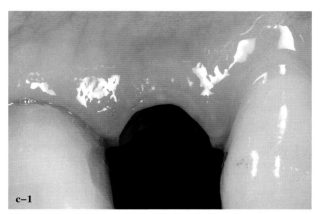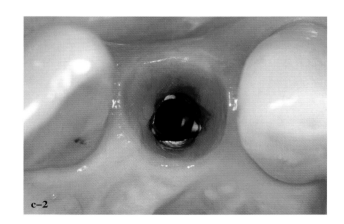

**图7c-1，c-2**　愈合后的牙龈状态，未见炎症和瘢痕。

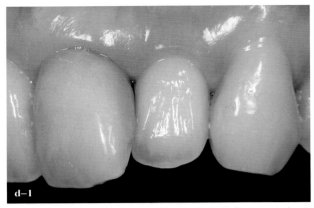
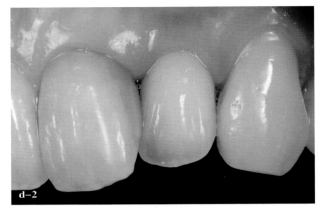

**图7d-1，d-2** 安装最终修复体后牙龈的状态，以及6年后随访。折叠瓣的血供没受损伤，所以能早期愈合，不形成瘢痕。

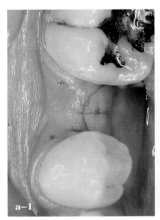
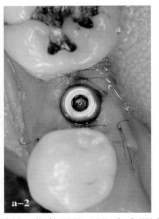
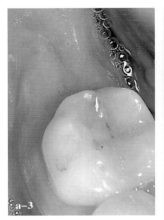
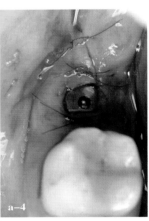

**图8a-1～a-4** 通常在前牙区种植二期使用的"Z"字成形瓣术，同样适用于磨牙种植的一期手术。

　　最后，③"设计不形成瘢痕的切口与缝合"这一原则，不仅适用于美学种植修复，还可推广至全部的显微手术。首先要认识到不熟练的切开与缝合技术，是瘢痕形成和组织坏死的成因。再者，应避免设计二期愈合的切口。前文提到的侧向瓣复位术和龈乳头再生术，使用到的切开和缝合的方法，不适用于前牙区，而应把它列为磨牙区种植的备选方法。但是，主要使用在前牙区的折叠瓣术和"Z"字成形瓣术，也可用在磨牙区（图7，图8）。磨牙区不损伤黏膜厚度，尽量少地暴露骨和骨膜的方法，相信未来会被更多人重视和使用。

**专栏** ⑤文献摘读的意义是什么？

"牙科医生更需要'手腕'还是'头脑'？"作者常听到这样的讨论。作者认为两者缺一不可。但努力学习技术的实践派和追求真相的学术派之间却常有分歧。若在"手腕"和"头脑"间做出选择，确实难分伯仲。但无论站在哪一方，都应该赞赏钻研精神，作者还是两派都支持的。

说起"头脑"，口腔医疗需遵循科学，所以要多了解这一学科背景，不断更新信息。不但要阅览国内的文章，也要涉猎国外的论文。换言之，搜索质量高的最新近的论文，去读英语文章，这才是"文献摘读"，也是头脑锻炼的必修项目。

作者初出茅庐时，常去图书馆复印论文，摘读文献。这比读论文要费力不少。同辈或年长的读者可能会有同感。随着数字化的推进，论文收集变得相当方便，但仍有不少临床医生对英语论文敬而远之，怀疑其必要性。需要这么大费周章吗？"真的有必要做文献摘读吗？"作者常听到这样发自肺腑的灵魂拷问。

确实，文献摘读不算是什么精明的学习方法。近年来，有不少牙科杂志将国外论文汇编成综述，大家不妨取阅，哪怕只读了一部分，也可以接触到最新的知识。虽然即使不读论文，也可以钻研技能，即锻炼自己的"手腕"。不读难懂的文章，不读国外的论文，或许也能当好一名牙科医生。坦率地讲，作者也做不到深谙牙科全领域的英语论文。

但若立志在本领域成为专业人士，即使文献摘读再怎么无趣、低效，也不可逃避。打个比方，"不看论文的临床医生，就如同不看乐谱的音乐人。"重点是不能忘了本分啊！如果能摘读文献，那便无须道听途说也可自行辨别真伪。作为专业人士，想要拓展知识面、开阔视野，没有比摘读文献更棒的方法了。如果连文献摘读都做不到，何以大吹大擂。在学术上凭感觉办事，就像不按乐谱歌唱一样不着调，此时的自信不过是无知的轻狂罢了。

作者平时读的都是英语的牙科论文，但作者多年来几乎看不懂英语报纸。看不懂社会、经济、体育相关的英语单词，就连用浅显的口语化英语写的笑话，也不甚明其义。但是，读到铺满专业词汇的英语论文时，却可酣畅淋漓，纲举目张，领悟精髓。要说这是什么能力，作者可以肯定地说不是语言能力，而是持久力。阅读英语论文并不需要特殊的才能。万事开头难，只怕有心人，只要开始接触文献，慢慢习惯看文献，最终谁都可以做到读透英语论文。文献摘读的魅力在于门槛不高，功到自然成。

总结一句："看英语论文，学它不如习惯它，看看就惯了。"对不起，作者想不出特别恰当的五·七·五俳句。

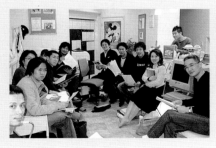
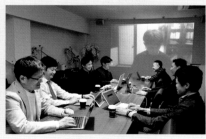

◀2005年举行的全科医生学习俱乐部（Club GP）文献摘读会。15年前在恩师山本浩正老师的监督带领下，举行了文献摘读会（左图）。

◀现在使用电子数据库，就能举办摘读会。还能在网上视频电话参会（右图）。

# 第 **7** 章

# 牙龈退缩的应对策略

## 对根面覆盖术从羡慕、渴望到失望

根面覆盖术的术前术后对比照常给人以强烈冲击感，成功的手术结果甚至堪称美轮美奂。或许很多读者想学习牙周手术的初衷就是因为被华丽的根面覆盖术所折服。

事实上做成根面覆盖术，是学习牙周外科已进阶的标志。作者最近时常跟年轻医生谈及牙周外科，他们的提问大多也是关于根面覆盖术的，看得出他们对此术式已久怀慕蔺。

但如果术者因渴望动手机会而急于寻找相关病例进行手术，就可能涉危履险甚至作茧自缚。事实上，作者接诊牙龈退缩患者时也经常能看到"失败病例"，其中不乏一些胆大妄为的"作品"（国内外皆如此）。

这些失败病例多数不可简单归因为技术问题，更多是因为诊断失误。简言之，大多数的失败病例源自对非适应证进行了手术，这势必徒劳无功。作者在第4章讲过，"牙龈退缩不能说是一个病。"也就是说，患者没有主观意愿就没有必要特意去做手术。患者接受了手术又花了钱，结果手术失败，甚至情况比术前更差，这种悲剧式的结局无论医生还是患者都不会喜欢。

根面覆盖术的术式有很多，而有时候"不做手术"也是选项之一。对待牙龈退缩病例，要重视现存症状，详尽检查并审慎诊断，对手术方案则慎重再慎重地做决定。

在第5章已讲述，为改善牙周病需做切除性手术，此类手术是从"负值"引导向"0"的治疗。但是包括根面覆盖术的牙周整形外科手术，是从

"0"引导向"正值"的治疗。如果非但没有从"0"引导向"正值"，反而跌到"负值"，患者一定大失所望，术者也会羞愧难当。

## 牙龈退缩的分类和诊断

Miller在1985年提出"牙龈退缩分类"[1]。原文7页的篇幅，几乎都用图来解说分类。论其科学依据，恕作者实难苟同。

但由于没有比Miller分类更明确、实践指导性更强的分类标准，此后30年，全世界都引用Miller分类（**图1**）。之所以如此流行，是因为依靠它可以"从疾病分类，推测治疗结果"。如果"按一套标准分类后，最终的治疗方式都相同，结果也无法预测"，那这套分类本身就没有临床意义了。Miller分类简洁明了，Ⅰ类和Ⅱ类能"期待达成100%的根面覆盖"。Ⅲ类能有"部分的成功"。Ⅳ类则"无法期待根面覆盖"。实际上，后来根据系统回顾得知[2]，Ⅰ类与Ⅱ类的根面覆盖成功率高达80%，其中47%是完全根面覆盖，不得不佩服Miller的慧识。所以，本书谈牙龈退缩的检查与诊断，还是从Miller分类开始。

首先应判断眼下的牙龈退缩病例，是否适合根面覆盖术，然后预测难易度，最后选择术式。如果是MillerⅠ类或Ⅱ类，符合适应证，则开始斟酌术式；如果是Ⅲ类，告诉患者治疗效果或许不尽如人意，需再三探讨是否接受根面覆盖术；如果是Ⅳ类的话，不是适应证，"三十六计，走为上策"，应积极地选择其他的治疗方法。另外，为了预测根面覆盖术的成功率，2011年Cairo发表的分类法[3]也有帮助（**图2**）。

## Miller分类（1985年）

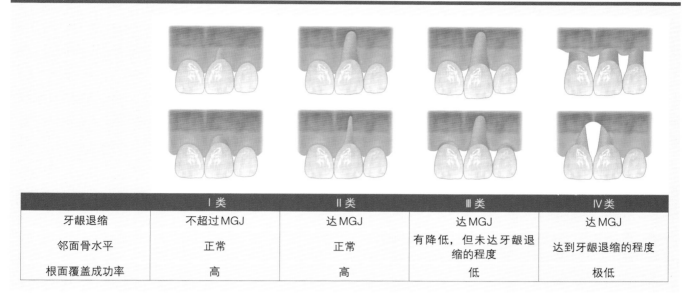

|  | Ⅰ类 | Ⅱ类 | Ⅲ类 | Ⅳ类 |
|---|---|---|---|---|
| 牙龈退缩 | 不超过MGJ | 达MGJ | 达MGJ | 达MGJ |
| 邻面骨水平 | 正常 | 正常 | 有降低，但未达牙龈退缩的程度 | 达到牙龈退缩的程度 |
| 根面覆盖成功率 | 高 | 高 | 低 | 极低 |

**图1**　按Miller分类能预测根面覆盖结果，对术式选择也有所帮助，将在后文详述。

## Cairo分类（2011年）

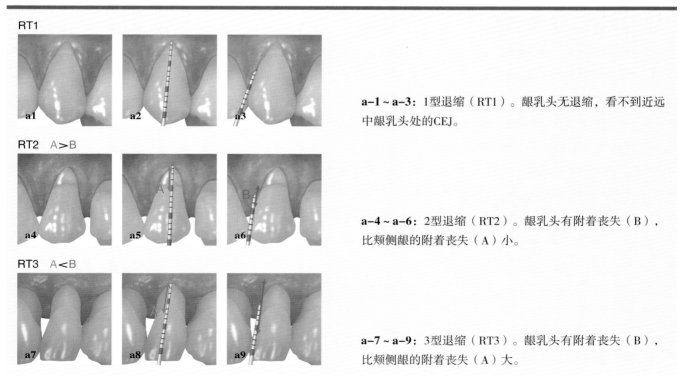

**a-1 ~ a-3**：1型退缩（RT1）。龈乳头无退缩，看不到近远中龈乳头处的CEJ。

**a-4 ~ a-6**：2型退缩（RT2）。龈乳头有附着丧失（B），比颊侧龈的附着丧失（A）小。

**a-7 ~ a-9**：3型退缩（RT3）。龈乳头有附着丧失（B），比颊侧龈的附着丧失（A）大。

**图2a-1 ~ a-9**　根据龈乳头临床附着水平，将牙龈退缩分为3类（引自参考文献2，并做改编）。

RT1~RT3的牙龈退缩量与根面覆盖程度

| 变量 | RT1（n=76） | RT2（n=33） | RT3（n=24） |
|---|---|---|---|
| 颊侧牙龈退缩量（mm） | 2.8 ± 1.0 | 3.2 ± 1.4 | 3.5 ± 0.5 |
| 颊侧牙龈附着丧失（mm） | 3.9 ± 1.0 | 4.3 ± 1.5 | 4.6 ± 0.7 |
| 龈乳头的附着丧失（mm） | 0 ± 0 | 1.6 ± 0.6 | 6.6 ± 0.8 |
| 牙龈退缩的减少量（mm） | 2.5 ± 0.9 | 2.2 ± 0.8 | 0.4 ± 0.9 |
| 术后1年的牙龈退缩量（mm） | 0.3 ± 0.5 | 1.1 ± 0.9 | 3.3 ± 0.6 |
| 达成100%根面覆盖的比例 | 56（74%） | 8（24%） | 0（0） |

**图2b** Cairo等研究66位患者136个牙龈退缩部位的根面覆盖术后疗效。RT1根面覆盖的可预测性高，RT3无法达成完全根面覆盖。

许多根面覆盖的术式，都是制备周围软组织的半厚瓣（黏膜瓣），将瓣拉向冠方，与移植瓣［多数为上皮下结缔组织（SCTG）］一并覆盖根面。这称为冠向复位瓣术［coronally advanced flap（CAF）或coronally positioned flap］（**图3**）。Cario着眼于CAF，提出龈瓣的冠向推进存在上限，它取决于邻接处的龈乳头与牙槽骨的高度。

具体地说，根据龈乳头的退缩量，可将牙龈退缩分为RT1~RT3 3个分类。保证不同术者沿用此分类，都能达成一致的结果。龈乳头的状态是根面覆盖完成度的影响因素。一项回顾性研究显示，虽然唇侧龈和龈乳头似乎很薄，但根面覆盖术的成功与否，取决于龈乳头的临床附着水平。这种关系就像"依靠桅杆，船帆才能张开；依靠撑杆，帐篷才能搭成"（**图4**）。

## 影响根面覆盖术难易度的因素

总而言之，Miller根据牙龈退缩是否超过MGJ，以及牙间骨嵴水平，将牙龈退缩分为4型。而Cairo认为根面覆盖成功与否，很大程度取决于邻间临床附着水平。

Ⅰ类（RT1）的根面覆盖有望能达成。随着分类数字的提高，治疗难度上升。但临床上并不是那么简单的，即使是Ⅰ类（RT1）也有不少病例

难以达成根面覆盖，作者的实际感受是影响其难易度的因素涉及很多方面。

首先是牙龈退缩的程度。如果牙龈退缩的范围增大，可以想象完全根面覆盖的难度就会增大。另外，多牙龈退缩比单牙龈退缩的总退缩面积要大，难度自然更大。有一说法是，移植的SCTG的面积，是暴露的根面面积的3~4倍[4-5]。但这观点没有循证依据，只是临床经验的总结。根面暴露面积变大，受区牙龈的面积相应变小，这是影响根面覆盖成功的要素[6-8]。

其次，受区牙龈厚度也是根面覆盖术难易度的影响因素。据Maynard分类（**图5**），薄龈型（thin phenotype）比厚龈型（thick gingival phenotype）更容易出现牙龈退缩。如薄龈型发生牙龈退缩，对根面覆盖术更为不利。事实上，回顾过往的病例，也的确是遵循这个道理[6-9]。

再次，要关注牙龈退缩的"部位"。一般来说根面覆盖术的难度，磨牙比前牙要高[10]，下颌牙比上颌牙要高[11-12]。高难度的病例还包括，牙间乳头狭窄的下前牙，前庭沟浅、肌肉附着点高的下颌磨牙。在这些部位，龈瓣冠向复位的难度大，在口唇运动时还能让移植物和龈瓣维持在冠方较高位置且不产生微动，绝非易事。

如果覆盖于根面上的移植物或者外瓣出现术后移位，手术一定会失败。关于这一点，下颌不

## 根面覆盖的基本术式①

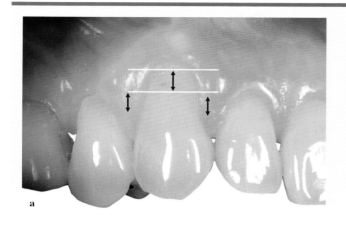

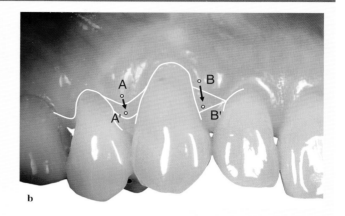

**图3a，b**　对于Miller I 类的病例，作者最常用的是根面覆盖术式。有效利用冠向复位瓣术（Coronally positioned flap）和改良Langer术式（modified Langer technique），结合两者优势设计切开和缝合。

**a：**参照Cairo分类，冠向复位瓣能移动的距离，是根据龈乳头处的附着水平来预测的。

**b：**龈沟切开后，龈乳头下呈梯形切开，或者"V"字形切开。去除切口间的上皮，形成创面。最后A移向A'，B移向B'，实现冠向复位。冠向移动的距离，与近远中各自的根面覆盖量大致相同。如果移动距离必须超过4mm，则需要做纵切口。梯形切开之处，按改良Langer术式形成两条吻合的切口，不做直线切开，而要呈凸起状曲线切开。好像棒球棍的前缘，这样外皮曲线处更容易缝接，相应的移植瓣的曲线边缘也容易缝接。若邻牙不需冠向移动，则不用梯形瓣，而用三角瓣（"V"字形切口）。

## 根面覆盖的基本术式②

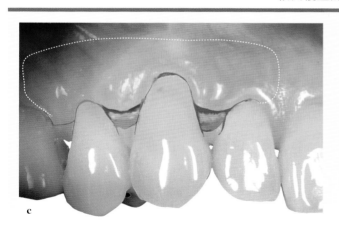

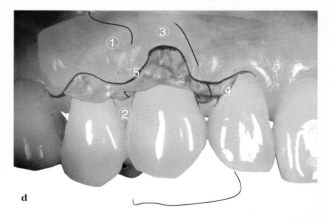

**图3c，d**　**c：**分离半厚瓣。"V"字形或梯形切口所包围的部位，需去除上皮，龈乳头下方形成斜形创面。一律不做龈乳头处的剥离。该切口与沟内切口连接，过了膜龈联合处分离半厚瓣，形成受植区的"床"与"被子"，让移植龈瓣能夹于二者之间。

**d：**移植瓣的放置和缝合。SCTG缝于受区时有两种固定方法，即移植物与"床"固定，和移植物与"被子"固定。前者是先将移植物与唇侧龈乳头下方的创面缝合，再将黏膜外瓣，即"被子"，冠向复位覆盖在移植物上，与斜面切口缘对位缝合。而本图所示的方法是，将移植物与黏膜瓣（"被子"）固定，再冠向复位黏膜瓣，缝合关闭术区。此时悬吊缝合是关键，决定手术成功与否，决定术后创面的愈合和美观性。首先，在①处进针，将唇侧黏膜瓣（"被子"）与移植物穿在一起，在龈乳头下穿行至舌侧②，绕舌侧到另一侧龈乳头下方，从舌侧穿移植物向唇侧出针③。此时可以打结。但是如果想将黏膜瓣冠向悬吊得更好，可以继续在唇侧黏膜瓣处进针，龈乳头下穿行至舌侧④，再绕舌侧牙面反折，形成双重的悬吊，回到唇侧最初进针口附近穿针出瓣，打紧线结。最后穿出点⑤比最初的进针点高2mm，明显更为理想。

利的解剖学结构更多，其根面覆盖难度也更高。另外吸烟也是根面覆盖的不利因素[13-17]。

不过也有数据表明，有吸烟史的患者也适合手术，术者不需过度担心患者的吸烟史[18-19]。但是，对于根面覆盖这样的精细手术，吸烟虽不是绝对禁忌证，也可作为相对禁忌证来对待。术前需要再次向患者交代吸烟的危害。

其他影响根面覆盖术难易程度的因素列举在**图6**中。

## 根面覆盖术的基本术式

根面覆盖术的推荐术式有很多。例如采用牙周再生术，使退缩的牙龈恢复到原来的高度，或者靠移植的方法覆盖根面。另外，移植物可以是带上皮的牙龈、结缔组织、动物来源的胶原，或者同种异体植入物（人脱细胞真皮基质），方法多种多样。

近年来，报道了许多运用不同术式获得良好根面覆盖效果的成功病例[16]（**图7**）。这反倒让术者不知如何选择术式。因此术前应梳理知识体系，方可选择恰当术式（**图8，图9**）。

总的来说，结合当下日本可使用的材料，SCTG合并CAF可以说是金标准[16,20-22]。由于瓣的冠方推进，暴露的根面得以被覆盖。植入SCTG，受区的表现型（phenotype）[23]得到增厚，能改善根面暴露，预防术后牙龈退缩。除了牵引牙龈移

动的冠向复位瓣术，还有侧向移动黏膜瓣的转瓣术。具体的例子为双侧龈乳头转位瓣术（double papilla flap）[24]和侧向转位瓣术（laterally positioned flap）[25]。

转瓣术适用于Miller II类这种退缩达MGJ，暴露根面的最末端处没有角化龈的病例。但是转移瓣的缺点是，往往它是细长的黏膜瓣，瓣的末端坏死风险高，术后容易形成瘢痕。

根面覆盖术的另一代表术式为改良Langer术式（modified Langer technique）[26]。它也可称为1994年Bruno发表的"不使用纵切口的Langer & Langer术式"[27]。它的特点是，龈乳头下水平切开，与暴露根面处的龈沟切口相连接，延伸至邻牙，翻开较大面积的半厚瓣。在黏膜瓣与骨膜之间植入结缔组织并固定，将外瓣覆盖在移植物上达到根面覆盖的效果。原著论文提到，结缔组织移植物相当于袖口的部位应当留下窄条上皮，将"带角化袖口的结缔组织"固定在受区，角化部位暴露。

但是，此处袖口上皮与周围牙龈很难达成协调。更多人认为，移植物袖口处上皮除去，形成纯游离结缔组织移植，更容易获得美观的结果[21]。改良Langer术式中，龈乳头下设置两条水平切口，切口间有垂直间距，使瓣能冠向移动[22]。反复改良的Langer术式，最终与不加纵切口的CAF没有本质差异了。

根面覆盖术的基本术式③

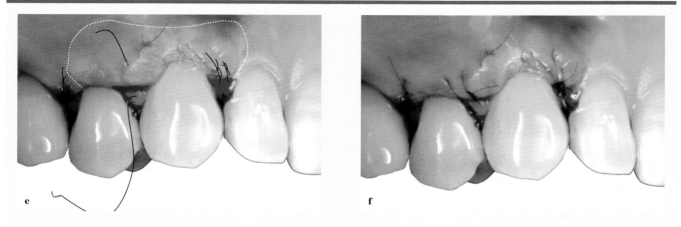

**图3e，f  e：**瓣的缝合。确定冠向移动量，在邻间梯形切口和三角形切口处缝合，瓣朝冠向固定。这时，为进一步将移植物固定于受区，缝针依次穿过黏膜瓣、移植瓣、乳头下，完成缝合。

**f：**术后示意图。使用SCTG时，移植物不暴露在根面上，这是基本术式。

**病例：15**

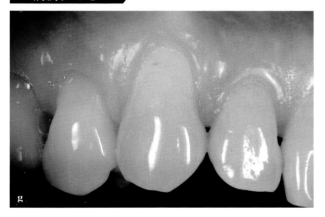
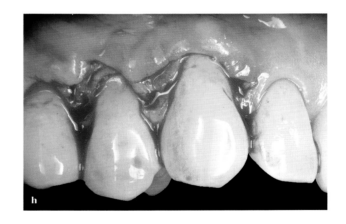
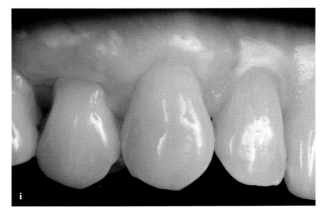

**图3g～i**  术前，术中植入移植物，术后恢复。3|为Cairo的RT1类牙龈退缩，达成了100%根面覆盖，但是 4|为RT2类牙龈退缩，很难达成完全根面覆盖。

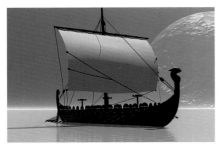

**图4**　根面覆盖的获得量和龈乳头附着水平的关联性，如同船帆与桅杆的关系。不能把帆提到高于桅杆的位置打开。根面覆盖也是同样的道理。

## Maynard分类（1980年）

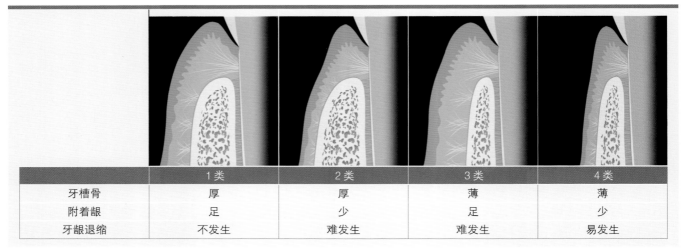

|  | 1类 | 2类 | 3类 | 4类 |
|---|---|---|---|---|
| 牙槽骨 | 厚 | 厚 | 薄 | 薄 |
| 附着龈 | 足 | 少 | 足 | 少 |
| 牙龈退缩 | 不发生 | 难发生 | 难发生 | 易发生 |

**图5**　牙龈表现型的分类。它原本是考查小儿恒牙萌出后的牙龈退缩的研究，这一点鲜为人知（引自参考文献23，并做改编）。

### 影响根面覆盖术和游离龈移植术难易度的因素

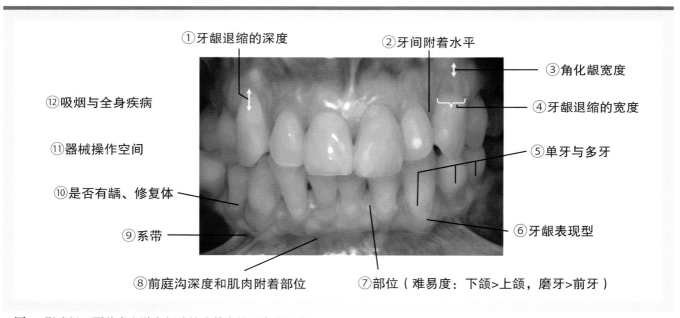

①牙龈退缩的深度　②牙间附着水平　③角化龈宽度　④牙龈退缩的宽度　⑤单牙与多牙　⑥牙龈表现型　⑦部位（难易度：下颌＞上颌，磨牙＞前牙）　⑧前庭沟深度和肌肉附着部位　⑨系带　⑩是否有龋、修复体　⑪器械操作空间　⑫吸烟与全身疾病

**图6**　影响根面覆盖术和游离龈移植难易度的因素有很多。

根面覆盖各种术式的特征

## 游离龈移植术（free gingival autograft，FGG）

一般指带上皮的牙龈移植。能增宽角化龈，加深前庭沟。很多时候移植物会在受区形成岛状残余，所以它不是根面覆盖的第一选择。

## 上皮下结缔组织移植（sub-epithelial connective tissue graft，SCTG）

不带上皮的结缔组织游离瓣移植术，是根面覆盖的金标准术式。受区半厚瓣内植入SCTG，能增加牙龈厚度。愈合结果是再附着，组织学上形成长结合上皮和结缔组织附着。

## 引导组织再生术（guided tissue regeneration，GTR）

使用屏障膜的牙周组织再生治疗。由于术式繁复，根面覆盖的疗效不如SCTG确切。

## 釉基质蛋白衍生物（enamel matrix derivative protein，EMD）

使用Emdogain等釉基质蛋白的牙周组织再生法。通常会与CAF合用。根面覆盖效果相比SCTG要差些，但对组织再生有正向作用。作为SCTG的代替或者附加术式，具一定效果。

## 异种胶原基质（xenogeneic collagen matrix，XCM）

使用Mucograft等动物源性的胶原基质。最大优点是，与EMD一样操作简便，不需要开辟供区。术式类似FGG、SCTG的基本做法，但相比这二者而言，根面覆盖的效果有限。

**图7**　根面覆盖各种术式的特征。

现今根面覆盖的术式中，说起包含"水平切口"，立刻会想到Langer & Langer 术式和改良Langer术式。它们的宗旨与不带纵切口的CAF一样，经常要与结缔组织移植一起使用，属闭合术式（closed approach）（**图8**）。

同样，信封瓣术（envelope technique[28]）与隧道术（tunnel technique[29-31]）也归类为闭合术式。其特征为，于龈沟内切开，分离超过MGJ，形成袋状的半厚瓣。如果入口为1个，称为信封瓣术；如果入口为2个或以上，称为隧道术。二者本质上可谓相同的术式。前者用于单牙龈退缩和牙槽嵴增宽术，后者用于多牙退缩病例。

## 根面覆盖的决策制订

处理牙龈退缩的病例时，可以用Miller和Cairo分类预判根面覆盖的效果，然而术式千变万化，让人无从选择。

本章节大致收录了目前被认可的根面覆盖术式，**图7**有详述。有观点认为根面覆盖一律可以用CAF完成，也有观点认为应按详细的流程图来选择术式。目前面世的决策图大多都是针对传统术式所设计的，且根据决策图最终出现"两种术式"，可选的情况也很多，这样就丧失流程图的意义了。

那么本书根据显微根面覆盖手术的原则，在合理范围内精选常用术式，提出一套可以从中"指定一个术式"的新标准（**图8，图9**）。

## 如何在显微根面覆盖术中遴选常用术式，决定最终术式？

首先，既然是常用术式，就要提高其通用性、可靠性。推荐使用手术创伤小，血供保留充分的术式。首先排除GTR。接下来着眼于切口，应避免在MGJ处做水平切口，因为这么做会大量切断血供，那么半月瓣术也可从根面覆盖的基本术式中除名。

另外，瓣不往冠向复位，而是侧向移动覆盖根面，虽也可行，但是移动量有限，不适用于根

根面覆盖术的术式分类

## 带蒂瓣移植术 Pedicle Gingival Grafts

■转瓣术（Rotational Flaps）

侧方转位瓣术（Laterally Positioned Flap, LPF）
双侧龈乳头转位瓣术（Double Papilla Flap, DPF）

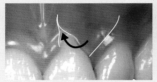 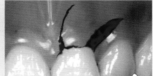

▲转瓣术

■推进瓣（Advanced Flaps）

冠向复位瓣术（Coronally Advanced Flap, CAF）
半月瓣术（Semilunar Flap）

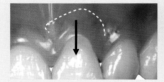 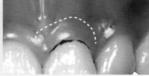

▲推进瓣

## 添加剂治疗 Additive Treatments

■根面处理剂（Root Surface Modification Agents）

根面处理
· 枸橼酸，四环素，乙二胺四乙酸（EDTA）

■釉基质蛋白衍生物（Enamel Matrix Derivative Protein, EMD）

· Emdogain

■引导组织再生术（Guided Tissue Regeneration，GTR）

## 游离软组织瓣移植术 Free Soft Tissue Grafts

■非埋入式移植（Non-submerged Graft）
: 游离龈移植术（Free Gingival Graft, FGG）

· 一次法：One stage（FGG）
· 二次法：Two stage（FGG后CAF）

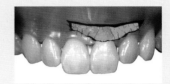

▶非埋入式移植

■埋入式移植（Submerged Grafts）
: 结缔组织移植术（Connective Tissue Graft, CTG）
上皮下结缔组织移植术（Sub-Epithelium Connective Tissue Graft, SCTG）

◆开放式（Open Approach）：开放受区+CTG或SCTG
· 侧向转位瓣术（LPF）、双侧龈乳头转位瓣术（DPF）、含纵切口的CAF

◆闭合式（Closed Approach）：闭合受区+CTG或SCTG
· 改良Langer式
· 不含纵切口的CAF
· 袋状瓣（信封技术、隧道技术）

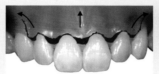 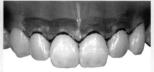

▲开放术式　　　　　　　▲闭合术式

图8　根面覆盖术的术式分数（引自参考文献4和22，并做改编）。

面暴露、近远中径较宽的情况，也不适用于多牙根面覆盖的病例。并且还应尽量减少纵切口的使用，这样双侧龈乳头转位瓣术（double papilla flap）也不列入选择名单。由此可见，显微根面覆盖适合使用闭合术式。

作为常规，应选择能合并使用结缔组织移植术的术式[2,32]，满足条件的术式有埋入性移植的术式：①信封瓣术、②隧道瓣术、③改良Langer术、④不含纵切口的CAF。这4个式式都是微创外科手术（MIS）中"根面覆盖的常用式式"（**图10**）。事实上，如果站在循证医学的角度评判，这些方法也被定义为成功率高的术式[32]，另外在术后美

根面覆盖术中瓣的设计

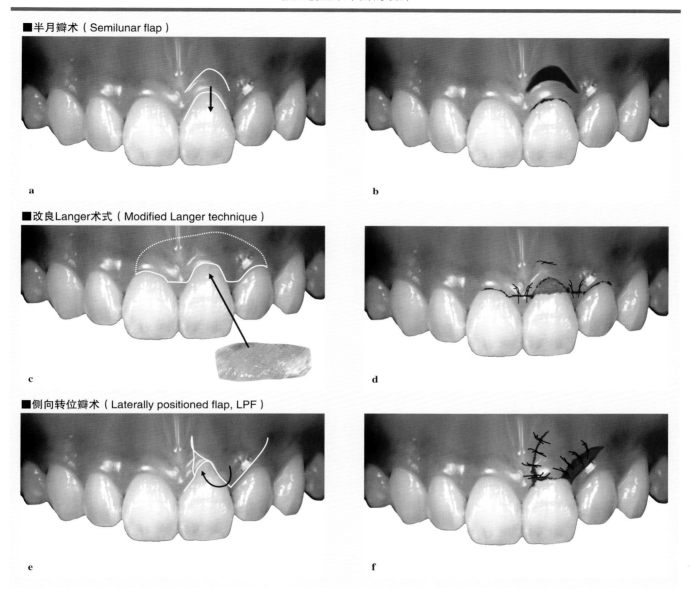

■半月瓣术（Semilunar flap）

a

b

■改良Langer术式（Modified Langer technique）

c

d

■侧向转位瓣术（Laterally positioned flap, LPF）

e

f

**图9a，b**　半月瓣术。适用于退缩只有2mm以内的浅牙龈退缩。制备半月状的龈瓣向冠方移动。虽然方法简单，但它阻断了来自根尖方的血供，因此仅限于在牙龈足够厚的病例中选用。

**a：**在MGJ处设置半月状切开，与沟内切口相通，形成半厚瓣。

**b：**为了覆盖暴露的根面，将黏膜瓣向冠向移动，用纱布压迫止血。此方法的原始术式设计是不需要缝合的。

**图9c，d**　改良Langer术式[27]。以龈乳头下水平切口为特征。暴露根面处的沟内切口与水平切口相接，分半厚瓣延伸至邻牙。

**c：**牙颈部龈沟内切口，追加牙间水平切口。扩大牙颈部切口，分离半厚瓣越过MGJ，制备出移植瓣放置的空间，确保龈瓣无张力。

**d：**黏膜瓣复位缝合。按原文描述，应暴露部分移植物，但是现今的观点是，常规将黏膜瓣向冠向推进，尽可能覆盖移植物，使其不至暴露。

**图9e，f**　侧向转位瓣术（laterally positioned flap）[25]。应用于深窄型的牙龈退缩。分离黏膜瓣水平向移动（旋转移动），在MGJ位置不变的前提下实现根面覆盖，这是本术式的优势。但因为瓣细长、血供不足，所以不适用于广泛的牙龈退缩。仅适用于单牙龈裂病例。

**e：**形成半厚瓣。为了适应牙龈退缩处的形态，有必要对带蒂黏膜瓣修形。

**f：**旋转带蒂瓣，使末端的角化龈放置在暴露根面适合的位置，缝合固定。不可避免的是，侧方将次生一个上皮裂开的创面。

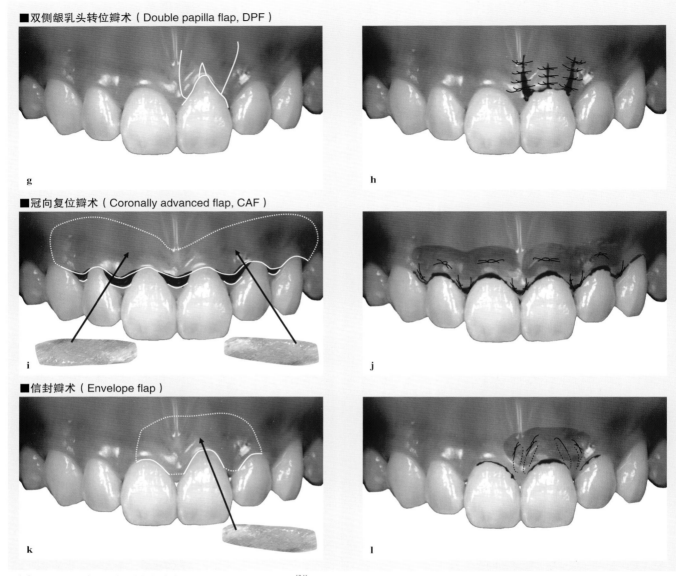

**图9g，h** 双侧龈乳头转位瓣术（Double papilla flap）[24]。将近远中的黏膜瓣旋转覆盖在牙龈缺损的区域。但是，制备细长的黏膜瓣，不利保留血供，术后容易形成瘢痕。

**g：** 制备半厚瓣。近远中的瓣做相应修整，使二者能对接缝合。

**h：** 两侧瓣旋转对位缝合，覆盖暴露的根面。虽然可以合并使用SCTG，但此术式复杂，难以完全用黏膜瓣覆盖移植物。

**图9i，j** 冠向复位瓣术（coronally advanced flap, CAF）是根面覆盖术的通用术式。为了能放置移植物，将入口扩大，确保黏膜瓣能冠向移动。若追加垂直切口，根面覆盖的自由度会增加，但要注意纵切口处会形成瘢痕。不适用于前庭沟浅的Miller Ⅱ类退缩。

**i：** 龈乳头下方行梯形切口，龈乳头处去除上皮，形成创面斜面。

**j：** 植入移植物后，一方面将外瓣向冠方推进，一方面要将外瓣固定在受区。形成的创面斜面与外瓣的末端相吻合，按手术计划，将外瓣缝合固定在冠方相应的位置。

**图9k，l** 信封瓣术[28]是美观性最强的术式。按原文描述，外瓣不向冠向移动，只缝合在原先位置。暴露一部分结缔组织。如今的做法是，分离袋状瓣延伸至龈乳头下方，瓣减张松弛，使之可完全覆盖移植物。所以，手术刀操作不便利的地方，难度会增大，冠向推进的自由度不如CAF。

**k：** 牙颈部沟内切口，分离半厚瓣，越过MGJ，形成袋状瓣。

**l：** 瓣冠向推进缝合。此时可选择悬吊缝合或者褥式缝合。

观方面，①信封瓣术和②隧道瓣术属于袋状瓣术（pouch technique），比含纵切口的术式要更胜一筹[33]。

信封瓣术和隧道术原理大致相同，都属于口袋瓣术。它与多次改良最终成型的Langer术式和CAF，无本质上的差别。这些在前文已有叙述。总结来说，Miller Ⅰ类与Ⅱ类的牙龈退缩，尽管有多种术式，最终归结为①和②、③和④这两类方法（图11～图14）。

CAF类和口袋瓣术在使用上有什么不同呢？口袋瓣术的外科创伤小、美学效果好，对血供的破坏小。然而若天然牙的牙冠形态较完整，术中器械操作较困难，而瓣向冠方和侧方牵引也有限度。所以，作者选择根面覆盖术式的原则大致如下。

若为Ⅰ类牙龈退缩，以CAF作为基础，若条件允许，单牙退缩选择信封瓣术，多牙退缩选择隧道瓣术。若冠向推进量超过4mm，实不得已只能选择带垂直切口的CAF[4]。

若为Ⅱ类牙龈退缩，超过MGJ，角化龈丧失，此时如果使用CAF的话，既无法改变角化龈缺失的状况，甚至还会使前庭沟变浅。牙龈退缩的近远中宽度只有1.5mm以下，邻近牙存在角化龈的单牙退缩病例，可以选择侧向转位瓣（laterally positioned flap）。如果打算外露部分移植物，也可以选择袋状瓣术。这时移植物不建议选择上皮下结缔组织，而应选择带部分上皮的结缔组织移植，增加外露部分的耐受力（图15，图16）。

饶是如此，直至21世纪，仍鲜见经典文献推荐使用带角化袖口的结缔组织移植术。而随着显微镜的推广，显微外科技术日渐蓬勃发展，术者可以在显微镜下按暴露根面的形态，精细修整上皮使结缔组织能很合适地缝合在受区。如此一来，移植龈瓣露出的部分吸收减少，也能满足美观性要求。图17展示了使用这些新术式（绝非经典术式）完成的病例。

若为Ⅲ类、Ⅳ类病例，尽量不做根面覆盖术，应不做手术处理，或者寻求牙周手术以外的解决方法。具体地说，包括修复的方法，或者Ⅳ类病例选择拔除患牙。有时，在某些不利条件下依然需要不得已而为之，那么作者会选择如图18所示的游离龈移植术（FGG），而不是埋入性术式。

## 根面覆盖的处理剂

接下来，来谈谈根面处理的选择。首先，作者强烈建议将根面上的充填物去除干净。因为生物学上的根面覆盖术的目标是再附着，即获得长结合上皮[34-35]。菌斑影响自不必多说，充填体的存在本身就会影响上皮结合，加之充填体露出根面会膨胀，影响移植物稳定性，容易形成死腔。

诚然，如果在根面覆盖术前进行复合树脂填充，可以快速缓解根面敏感，也可预期与常规手术一样，获得相同的美学效果。但是Santamaria MP等的随机对照研究显示[36]，没有复合树脂充填的一组附着获得值（CAL gain）更大，有显著的统计学意义，因此建议在根面覆盖术后，再行复合树脂充填。

在此基础上，作者想探讨一下如何选择根面处理剂。一直以来，枸橼酸、四环素、乙二胺四乙酸（EDTA）都可用于化学清洁根面和去除玷污层。但是，在临床上的效果并不确切。基于"效果不确切，但处理后也没有损失"这样的"模糊"考量[16,43-45]。作者个人将EDTA根面处理作为常规操作。但若忘记涂抹EDTA，作者也不会过于忧心。

回过头看，使用釉基质蛋白衍生物（EMD）作为根面处理的添加剂，效果如何呢？目前是有争议的，有观点认为效果有限[39-42]，也有很多研

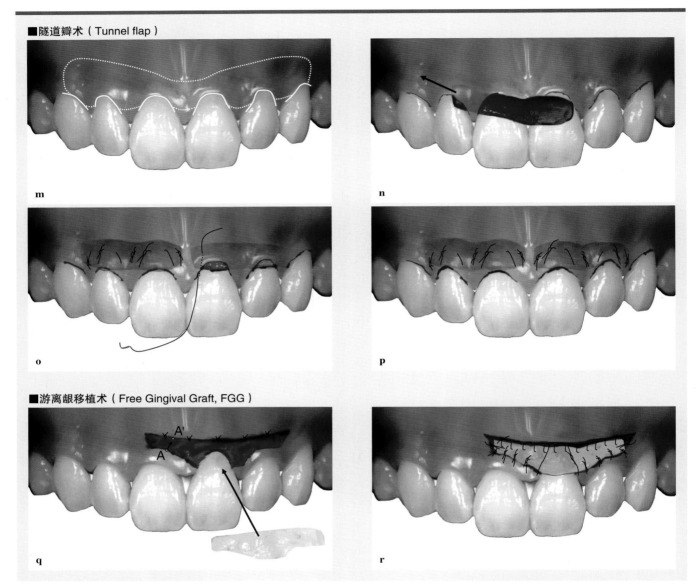

■隧道瓣术（Tunnel flap）

m　n

o　p

■游离龈移植术（Free Gingival Graft, FGG）

q　r

**图9m~p**　隧道瓣术（tunnel flap），是袋状瓣术的一种。从龈乳头至MGJ根尖方的范围分离袋状半厚瓣。术式与信封瓣大致相同。常与SCTG并用，在维持口腔前庭深度的前提下，达成根面覆盖，这是此术式的优势。但是，容易在移植物与受区间形成死腔。愈合后，放置了移植物的部位和没放的部位之间，会形成台阶感。

**m：**制备隧道瓣的过程是，患牙与邻牙行龈沟内切口，分离袋状半厚瓣越过MGJ，形成袋状，多方向潜行分离，在龈乳头下方贯通形成隧道。

**n：**隧道瓣充分减张后，将游离龈瓣移植其内。

**o：**隧道瓣与SCTG并用时，为了不让移植物外露，尽量将外瓣向冠向牵引，覆盖移植物。这时悬吊缝合与褥式缝合提供主要的牵引力。

**p：**如果缝线在龈乳头表面跨过，会损伤龈乳头下的形态，留下瘢痕。所以可避开龈乳头顶而在其附近缝合，或在龈乳头下潜行穿通，将瓣牵引至冠向。

**图9q，r**　游离龈移植术（free gingival graft，FGG）是常规用于附着龈增宽和牙槽嵴成形的术式，它也可用于根面覆盖。FGG术后常在受区留下角化岛，美观性较差，仅用于Miller Ⅲ类缺少角化龈、临床附着丧失大的牙龈退缩处。

**q：**距MGJ冠方0.5~1mm的角化龈处设置水平切口，分离黏膜瓣向根尖方移动（A→A'），瓣的断端与骨膜缝合固定。瓣移动的距离即为FGG角化龈增加的宽度。

**r：**缝合游离龈移植物，将其固定在受区。若为显微手术，不但要靠悬吊缝合将移植物压向受区，还要将移植物固定。即为了不让移植物活动，用单纯缝合或连续缝合尝试将移植物完全缝合固定于受区。

牙龈退缩的根面覆盖术式选择

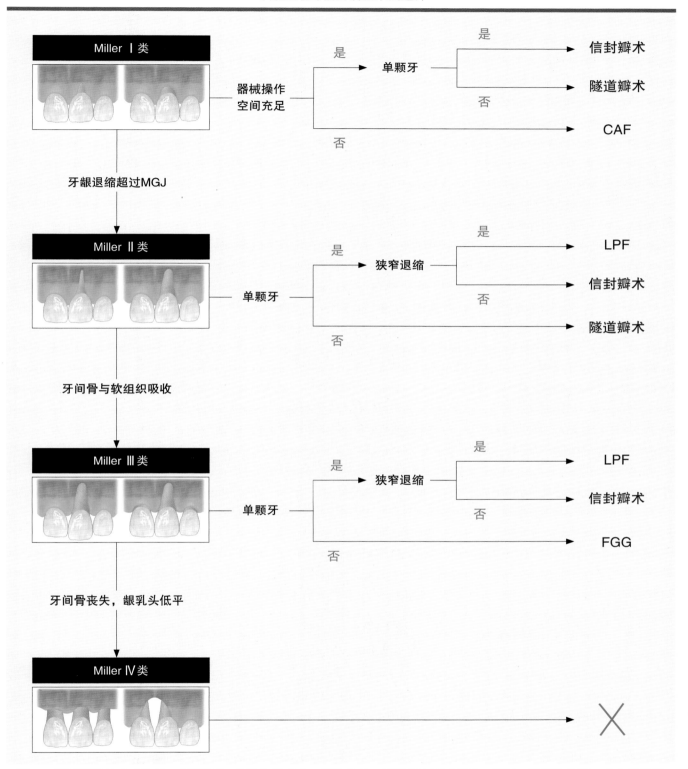

**图10**　根面覆盖的术式选择。根据Miller分类选择术式。若为Ⅱ类，可先行FGG或CTG，增宽、增厚角化龈，愈合后再行CAF，此"二次法"也是选项之一。而Ⅱ类和Ⅲ类适用植入CTG的病例，也可用带上皮的结缔组织移植物，能增宽角化龈。

病例： **16**

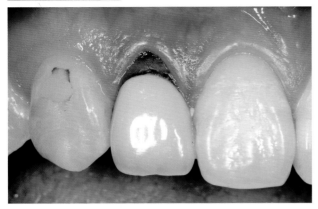

**图11a** 26岁女性患者。主诉 2 不美观。属Miller I 类，Cairo RT1类。因可去除修复体，所以有充足空间供器械自由操作。

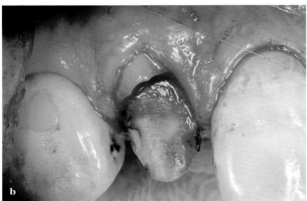

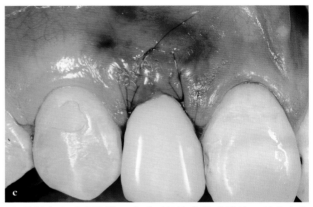

**图11b，c** 用信封瓣术在受区形成半厚瓣，腭侧取结缔组织移植。患者很在意手术缝线，术后不想让人发现线结。所以本病例将线结打在腭侧。

究显示使用EMD能带来好的结果[16,43~45]。无论如何，与SCTG+CAF并用相比，EMD+CAF效果较逊色，作者认为在不能取得上皮下结缔组织的情况下，EMD可作为替代方法。

目前尚没有证据表明，SCTG+CAF根面覆盖术中添加EMD能带来更佳的效果。但是考虑到使用EMD能促进伤口愈合，减轻术后肿胀，也有一定的积极作用。

根面覆盖的标准做法，仍然是结缔组织移植。具体取瓣方法作者将另启篇章详解，不在此赘述。

**要 点** ✎

切口：受区的切口设计是，从①2与②邻牙的沟内切口开始，分离半厚瓣越过MGJ，形成袋状受区③。充分减张，确保移植物植入不受阻，适当延伸切开的范围，让龈瓣能充分地冠向移动。

游离结缔组织移植：从上颌腭侧获取。离腭侧颈部2～3mm处水平切开，不做纵切口。

缝合：首先在④受区穿针，在隧道瓣外移植物处⑤进出针，靠2点固定，针从隧道瓣内侧进针穿出，引导移植瓣植入隧道瓣内。在唇侧缝合，将瓣固定于受区。将隧道瓣向冠方牵引，本病例在唇侧⑥处和邻间追加褥式缝合⑦，供区腭侧连续缝合⑧。

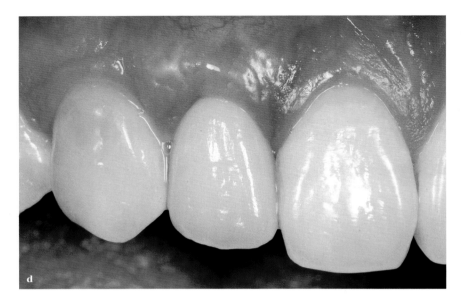

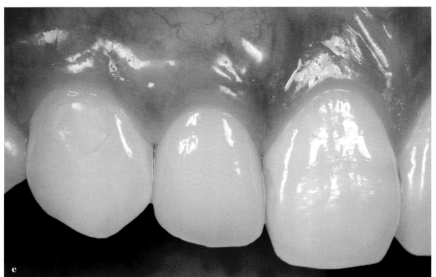

图11d，e　修复体安装即刻和4年后复查时的状况。随着时间的推移，牙龈有一定增长（即爬行效应）。

病例：**17**

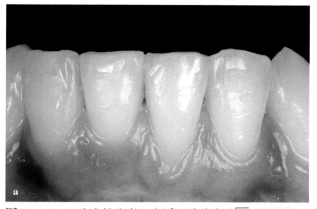
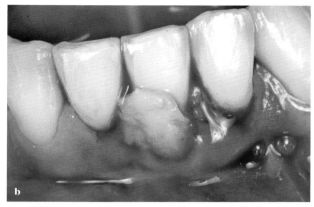

**图12a，b**　28岁女性患者。主诉正畸治疗后□1牙龈退缩，希望改善。该牙属Miller Ⅰ类，Cairo RT1类。按两种分类，这本应是个简单的根面覆盖病例，但是由于下前牙牙龈薄、牙间狭窄、肌肉附着高，加大了根面覆盖的难度。本病例使用刀片操作会有难度，所以没有用信封瓣术，而是选择了改良Langer术式的CAF。牙间位置"V"字形切开，与沟内切口连续，形成开口变宽的"袋状瓣"。

**要　点** ✎

切口：牙龈退缩处的①和邻牙处行沟内切口。龈乳头下"V"字形切口②，去除这一范围的上皮，形成创面。由此开始分离半厚瓣，越过MGJ形成袋状瓣③。该术式属于冠向复位瓣术，将改良Langer术式中的水平切口改为"V"字形切口。可称为"变异的改良Langer术式"。

游离结缔组织移植：从上腭取上皮下结缔组织。修整后植入瓣内。

缝合：为将移植物固定在受区，并将隧道瓣向冠方移动，本病例使用7-0尼龙线行④悬吊缝合，接着用8-0尼龙线缝合"V"字形切口⑤，近远中各缝2针。最后追加2针褥式缝合⑥，更好地将移植物与隧道瓣固定在一起。

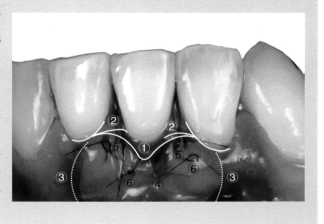

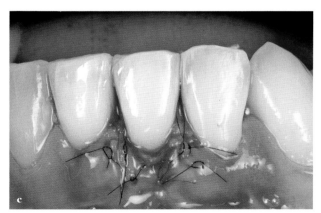
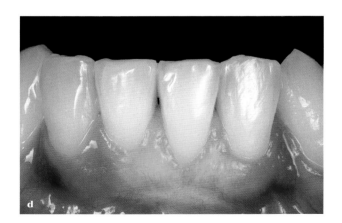

**图12c，d**　术后即刻与愈合后的口内照片。

病例：**18**

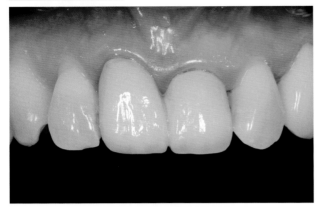

**图13a** 38岁女性患者。主诉上颌前牙不美观。<u>1|</u>牙龈退缩显著，属Miller Ⅰ类。而<u>2|</u>近远中牙龈退缩附着丧失，属Cairo RT2类。此为多牙龈退缩病例，不宜采用一般方法。

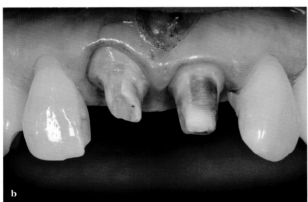

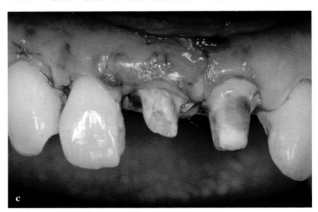

**图13b，c** 去除修复体，更换成临时修复体。这时的牙体预备不能预备到接近龈缘处，因为此处需牙龈移植，修整平缓根面的边缘线。备牙同期切除系带，4周后再通过CAF做根面覆盖。

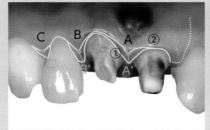

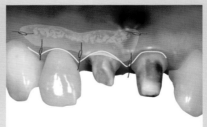

**切口**：在CAF中，为了能对位缝合，需在受区制备斜坡样的创面，如同粘贴纸的"糨糊面"。本病例做①龈沟内切口，牙间乳头下做②扇贝形切口，去除两切口间的上皮。分离半厚瓣延伸越过MGJ，使外瓣能充分冠向移动。如果冠向移动量不超过4mm，则不需要纵切口。

**游离结缔组织移植**：腭侧取结缔组织瓣。本病例涉及多牙根面覆盖，需要取足够长的组织瓣。

**缝合**：移植物放置于受区，缝针依次穿过外瓣→移植瓣→受区创面，将移植瓣固定好。修剪瓣边缘，使瓣的顶点（A，B，C）与受区的顶点（A'，B'，C'）能对位缝合。在各龈乳头下，在瓣关闭同时固定移植物。接着在多处追加缝合，将瓣与移植物固定稳妥。

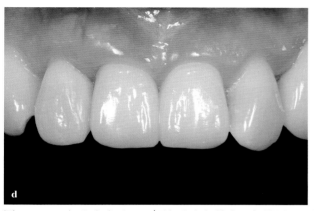
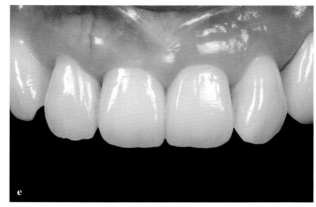

**图13d，e**　术后6年复查。⌐1⌐牙龈有爬行效应，但是属RT 2的⌐2⌐略有牙龈退缩。左右对称度欠佳，但患者尚满意。

病例：**19**

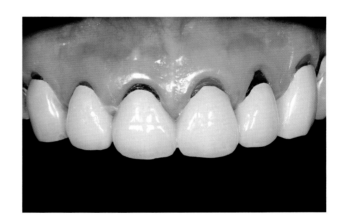

**图14a**　52岁女性患者。初诊时见前牙修复体处有牙龈退缩，已经历多次重新修复。尤其是⌐1　2⌐处牙龈退缩明显。角化龈变窄。属MillerⅡ类，Cario RT1类。

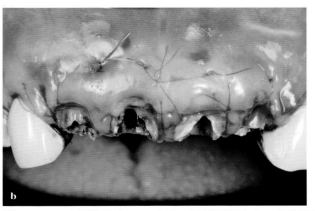
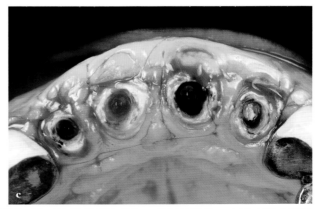

**图14b，c**　选择隧道及SCTG术式，行根面覆盖术。术前需预备基牙，这时边缘尚无法确定。若打桩堆核，会影响手术刀刃的移动，所以术前先不做桩核。本病例由于刀刃操作空间比较宽裕，所以没有选择CAF，而是选择隧道术。

**要点 1**

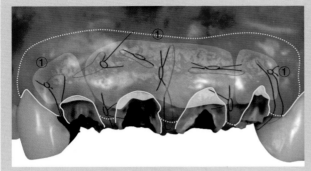

切口：2+2及邻牙做沟内切口，各自分离口袋瓣，连成隧道。注意刀柄部不要切断龈乳头。

游离结缔组织移植：为了取得足够长的结缔组织移植物，从双侧上颌腭侧取上皮下结缔组织瓣。

缝合：从隧道口处插入移植物，放置于受区。为了将隧道瓣向冠方牵引，本病例使用牙间褥式缝合①，追加单纯缝合使瓣与移植物固定。若用SCTG，即使是用隧道术，也应尽量避免移植物外露，将黏膜瓣完全覆盖移植物。

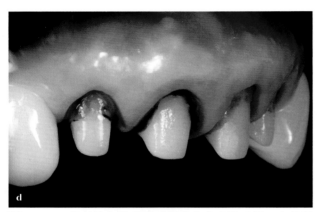

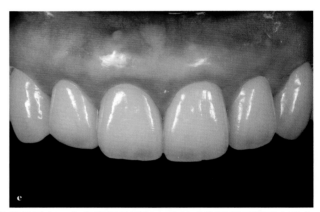

**图14d，e** 修复体安装前的牙龈状态和安装后的口内状况。角化龈的厚度、宽度都得以增加，修复后的牙龈不易再次发生退缩。

**病例：20**

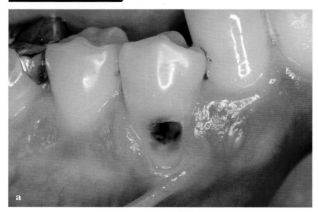

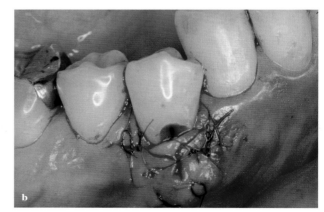

**图15a，b** 36岁男性患者。主诉4刷牙困难。检查见颈部龋坏及牙龈退缩，系带附丽高。诊断为Miller II 类，Cairo RT1类。去除软化牙本质后，尝试合并使用双侧龈乳头转位瓣术（DPF）和改良Langer术式做根面覆盖。通常切除系带会造成血供不足，所以应先做根面覆盖术，再择期切除系带。但是本病例制备DPF时，需要修剪龈裂处的龈瓣，所以在根面覆盖术同期切除系带，减少患者负担。

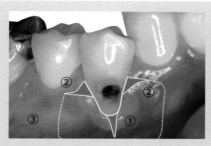
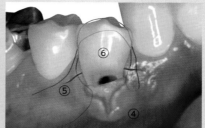

要点 ✎

切口：颊侧系带切除后，修整龈裂处的龈瓣①。随后，在牙间做"V"字形切口，切口包围的部分②去上皮。不追加纵切口，分离半厚瓣，延伸至邻牙并越过MGJ③，减张直到中央裂开处能轻松地关闭。

游离结缔组织移植：从腭侧取上皮下结缔组织瓣，植入受区。用缝线引导移植物插入瓣内④，再打结固定。

缝合：中央裂开处和"V"字形切开处均使用单纯缝合⑤，将半厚瓣关闭。靠悬吊缝合⑥将瓣向冠方牵引。

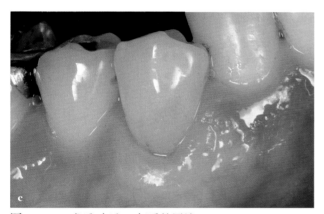
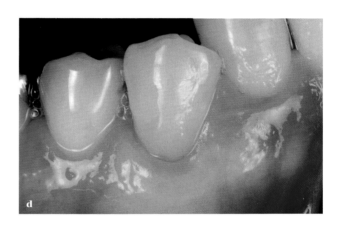

图15c，d 术后5年和11年后的回访。

病例：21

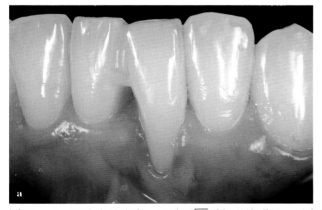
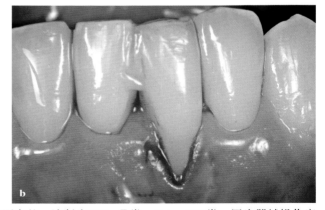

图16a，b 38岁女性患者。正畸后 2| 牙龈退缩明显。近中附着不完整。诊断为Miller Ⅱ类，Cairo RT2类。因为器械操作容易，采用信封瓣术。

要点

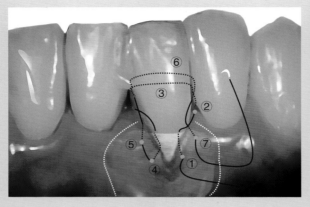

**切口：**采用闭合术式，分离半厚瓣延伸至牙齿邻间和MGJ处，充分减张直至外瓣能覆盖暴露的根面。本病例两邻牙处不做沟内切口，向侧方分离后能获得充足的减张效果。最终可称为无纵切口的双侧龈乳头转位瓣术。

**游离结缔组织移植：**从腭侧取上皮下结缔组织瓣，植入信封瓣内。

**缝合：**使用悬吊缝合，将瓣向冠方牵引，尽量覆盖根面。顺序是外瓣①处进针，从颈部出针，②乳头下再次进针，③舌侧出针，在舌侧绕牙半圈。针回到唇侧，从牙颈部④处由内向外穿出。在外瓣⑤处进针，颈部出针。⑥舌侧绕牙半圈回到唇侧，也可以在乳头下方穿针回到唇侧。牙颈部⑦的位置从内侧移植瓣进针，在外瓣出针。最终把①与⑦处的线打结，随着线的收紧，龈瓣将向冠方移动。为确保外瓣与移植物的固定度，可追加2个以上的单纯缝合。也可追加褥式缝合。

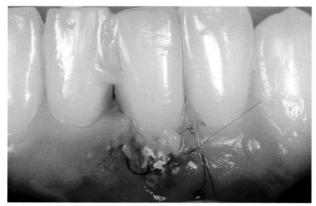

**图16c** 愈合期间患者来拔其他牙。可见移植物暴露处有一部分坏死。如果露出的部分是带上皮的移植物可能会更好。

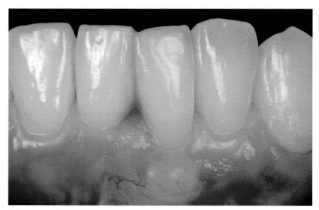

**图16d** 术后，牙颈部牙龈较薄，但已实现100%的根面覆盖。

病例: **22**

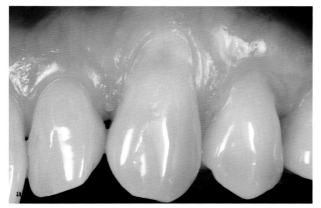
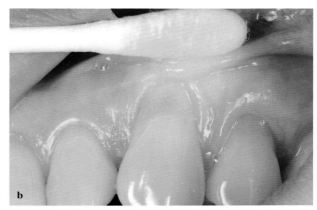

**图17a，b** 55岁女性患者。3 4牙龈退缩病例。乍一看，3似乎是容易根面覆盖的病例。但是退缩面积大，周围角化龈缺失。实际上诊断为Miller Ⅱ类，Cairo RT2类，是难度很高的病例。Miller Ⅱ类病例在术式选择上，往往进退维谷。因为角化龈缺失，不适合CAF，但若为增加角化龈行FGG，在前牙区又会存在美学问题。因此本病例适合使用隧道瓣术和SCTG，但作者并没有采用SCTG，而是使用带上皮的游离结缔组织移植，以应对外露的部分坏死和吸收的风险。

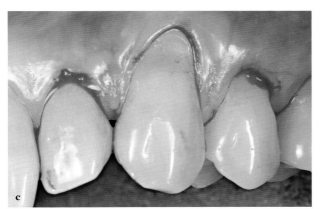
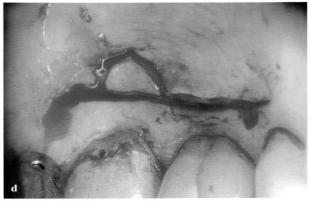

**图17c，d** 2-5行沟内切口，分离越过MGJ形成口袋瓣，贯通各切口形成隧道瓣。因为牙龈退缩量较大，反倒使口袋瓣的制备变得容易。根据3根面外露的形状，于腭侧取带上皮的结缔组织瓣。供区缝合后立刻戴上保护垫（止血殆垫）。

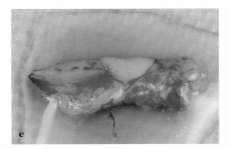
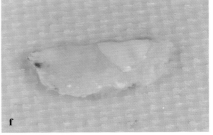

**图17e，f** 取带上皮的结缔组织。需去除残存的脂肪组织。如果脂肪组织太厚，不但会增大其植入受区的难度，还会阻碍移植物的血管新生。仔细去除脂肪组织，就像是长毛波美拉尼亚犬或蝴蝶犬洗完澡一样，组织减少量惊人。但是临床效果完全没有问题，应使用高质量的纯结缔组织瓣。

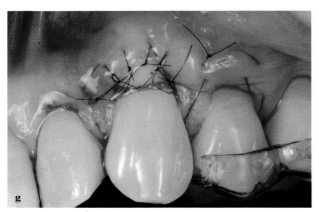
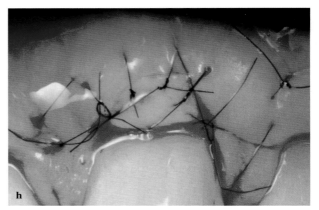

**图17g，h** 瓣内植入结缔组织。显微镜下所见，带上皮的部分与受区龈缘贴合，用8-0缝线固定。如果没有显微镜放大术区，是无法取得如此贴合的结果的。

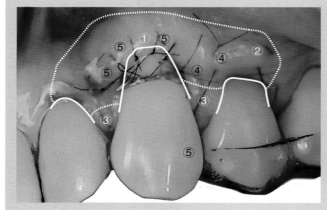

要 点

切口：牙龈退缩处①和邻牙行沟内切口，开始潜行分离②，越过MGJ，将龈乳头下③的部位连通，形成隧道瓣。

游离结缔组织移植：上腭取带上皮的结缔组织瓣。修整上皮部分，使之与根面露出部分的形状相吻合，从供区取出游离结缔组织瓣。之后将移植瓣植入受区内，贴合度达到显微水平。

缝合：用8-0尼龙线悬吊缝合④，移植物的角化上皮与隧道瓣之间用单纯等间隔缝合⑤。

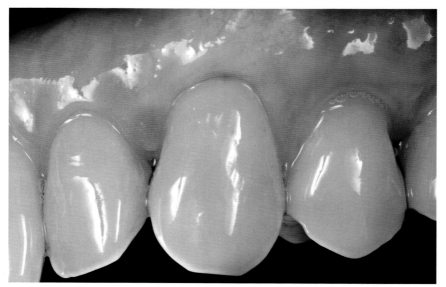

**图17i** 术后口内所见。移植物上皮与受区的牙龈完全协调，不但美观性好，也取得了易于清洁的牙周环境。

病例：**23**

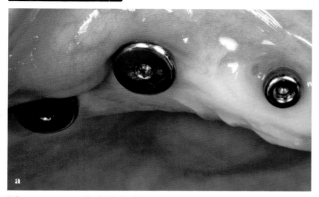 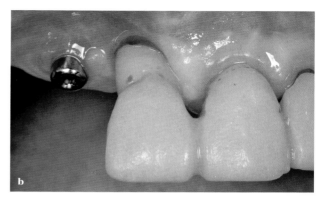

**图18a，b**　63岁女性患者。因植骨和种植手术，颊侧经历多次减张切开，前庭沟已变浅，种植体周角化黏膜消失。<u>1</u>的牙周状况很差，邻间骨和牙龈吸收，唇侧牙龈退缩明显，Ⅱ度松动。诊断为Miller Ⅳ类，Cairo RT3类。<u>1</u>可选择拔除，但作者还是想试着保留，希望通过FGG改善牙龈退缩，同时加深前庭沟。

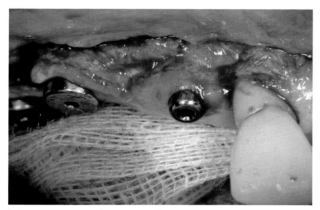 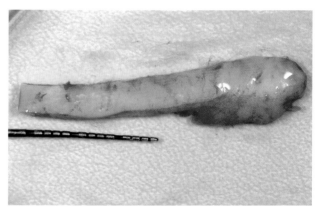

**图18c**　距MGJ冠方0.5mm的角化龈处水平切开，黏膜瓣向根尖方移动，瓣的断端处连续锁边缝合固定于骨膜处。

**图18d**　特意在同侧腭部至上颌结节处，取状如"娃娃鱼"的游离龈瓣。计划将厚实的上颌结节牙龈贴附在<u>1</u>暴露的根面处，以抵抗术后瓣收缩。

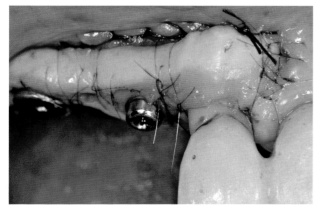 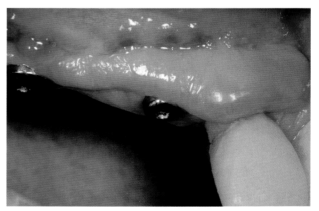

**图18e**　用7-0缝线将游离组织瓣缝在受区，使之固定无动度。值得注意的是，如果移植物伴随颊侧黏膜运动而活动，软组织会出现吸收，角化龈将无法增宽。

**图18f**　术后20天复查。"娃娃鱼"形状的移植物与受区的质地、颜色协调。

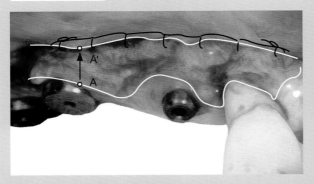
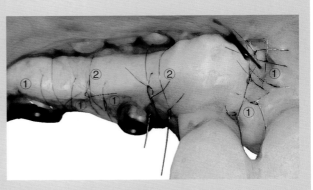

要点 🖌

切口：在可活动的黏膜边界之冠方1mm的角化黏膜处水平切开。颊侧翻半厚瓣，A向根尖方的A'处移动。移动的距离是获得移植物的宽度。为了让瓣的断端快速止血，方便后续的移植物固定，此时应将瓣的断端与骨膜缝合固定。

游离结缔组织移植：从腭侧至上颌结节取游离龈移植物，较厚的部分固定于暴露的根面上。

缝合：依靠骨膜缝合，将移植物的四边像①那样，固定于受区，是较为理想的。通常磨牙根尖侧缝合器械较难到达，操作空间有限。应像②一样，做悬吊缝合和褥式缝合，靠缝线将瓣压紧固定。用可吸收的6-0 Polyglactin缝线（Vicryl），将受区瓣的断端和骨膜缝合；使用7-0尼龙线缝合固定移植物。

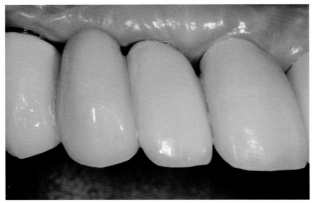

**图18g** 安装最终修复体时的口内所见。由于咬合支持得到恢复，1|的动度消失。像这样的牙周病例，上部修复体本应选择瓷作为材料，但是为了缩减治疗费用，前牙安装了硬质的树脂冠。

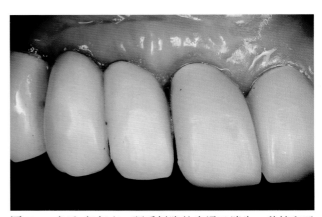

**图18h** 术后8年复查。硬质树脂的光泽已消失，种植和天然牙的角化组织没有吸收，周围组织的状态稳定。

# 第 8 章

## 萎缩牙槽嵴与龈乳头的应对策略

## 关于牙龈与牙槽骨吸收的研究

牙周炎可致牙龈退缩与牙槽骨吸收。其原理为，牙周致病菌产生酶与代谢产物，引发机体的防御反应。机体为了躲避致病菌的干扰，需与之保持一定的物理距离。最终导致附着丧失。临床上测得牙周袋变深，骨嵴顶上组织附着从CEJ处向根尖方迁移。

牙周炎的病因是菌斑生物膜。只要去除了菌斑滞留因素，炎症就能消退，牙周组织将会愈合，恢复到正常的形态。但是若已发展到中度牙周炎，虽然炎症会消退，但是已吸收的牙槽骨却无法复原。另外，出于一些原因牙齿被拔除后，虽然牙槽骨长期承受的来自菌斑生物膜的刺激能终止，但牙槽骨与龈乳头仍会继续萎缩到某一程度。

吸收的原因和机制具体不明，但通常拔牙后牙槽嵴会萎缩。许多形态学测量研究均验证了这一现象[1]。据报告，拔牙后3~6个月牙槽嵴吸收最明显，颊侧为骨吸收的中心，水平方向减少29%~63%（2.46~4.56mm），垂直方向减少11%~22%（0.8~1.5mm）[2]。

谈到牙周组织吸收的处理对策，先要做的应是决定拔牙还是保牙，二者的处理方法是不同的。若是保牙，首先要消除炎症，然后降低袋深，有必要的话，尝试恢复退缩的牙龈及龈乳头。根面覆盖术与龈乳头重建术可作为治疗选项。

若认为拔牙更合适，为了最大限度避免牙周组织吸收，建议拔牙时行牙槽嵴保存术（alveolar ridge preservation, ARP）。如果患牙已拔除，经过一段时间后牙槽嵴已发生吸收，则适用牙槽嵴扩增术（alveolar ridge augmentation, ARA）。这些方法，在临床牙周手术分类树（clinical periodontal surgical tree）中，属于解剖/形态学手术（anatomical/morphologic surgery）的美学手术（esthetic surgery）的范畴（参考第4章）。

本章将详细描述龈乳头形成术和牙槽嵴保存术，以及如何利用软组织移植扩增牙槽嵴。前文提到结缔组织移植（connective tissue graft, CTG）是美学手术中不可或缺的一步。本章也将展述（图1~图5）。

## 游离结缔组织的取法

以增加牙龈为目的牙周成形性手术中，较少使用带蒂结缔组织。更多的情况是取游离龈移植。根据受区角化龈状况，选择带上皮或不带上皮的结缔组织移植。

供区通常为上颌腭侧。很多时候作者也从上颌结节取瓣，因为此处少有神经、血管等解剖结构分布，较少发生供区牙龈术后坏死等并发症。而且从组织学上看，上颌结节也有其优势，如含脂肪组织少，纤维丰富，移植后龈瓣收缩较少等[3-5]（图2）。

作者的临床实际感受是，从上颌结节获取的牙龈移植术后，受区非但不会收缩，还会有增厚倾向。这与腭侧取瓣移植相比，其愈合过程有些许不同。

但是，这一特征有时会成为缺点。术后增殖过于旺盛，有时术后需要行龈切术。另外，即使是去上皮的移植物，也会像FGG移植那样，在受区留下白色岛状外观[5]。虽说这一观点还没有循证医学的支持，但是如果能恰当拿捏其优缺点，从上颌结节获取结缔组织术不失为显微外科中的一个可选术式（图3）。

解剖与形态学手术的成功要素

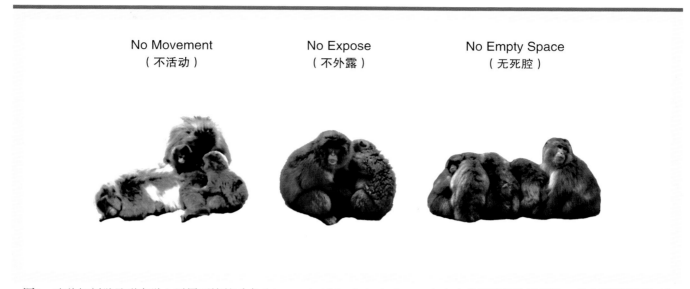

No Movement
（不活动）　　　No Expose
（不外露）　　　No Empty Space
（无死腔）

**图1**　改善解剖学及形态学上牙周环境的手术（Anatomical/Morphologic Surgery）中大多需移植结缔组织。成功的要素还包括"No Movement，No Expose，No Empty Space"，即要符合受区"不活动、不外露、无死腔"的原则。

游离结缔组织的供区比较

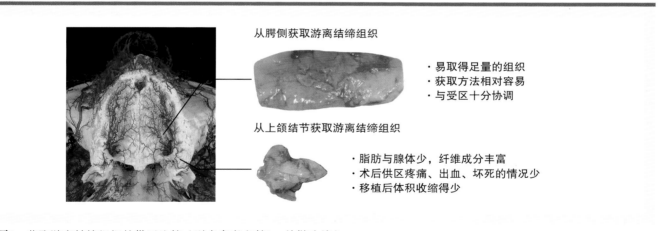

从腭侧获取游离结缔组织

· 易取得足量的组织
· 获取方法相对容易
· 与受区十分协调

从上颌结节获取游离结缔组织

· 脂肪与腺体少，纤维成分丰富
· 术后供区疼痛、出血、坏死的情况少
· 移植后体积收缩得少

**图2**　获取游离结缔组织的供区比较（引自参考文献9，并做改编）

话虽如此，使用频率最高的仍是腭侧取结缔组织术。作者做的显微手术，基本都采用单切口法制备半厚口袋，从中能获取足够量的结缔组织（**图4，图5**）。

要获取多厚的龈瓣，同样值得考量。获取的瓣越厚，越有利于扩增牙槽嵴。但如果瓣过于厚，移植瓣与受区建立血液循环需要更长时间[6]，

有时会陷入缺血状态，造成移植瓣和受区瓣一同坏死的风险。为此人们总提倡取瓣应"别太厚，也别太薄"，但是作者还没有找到高质量的证据来回答究竟"多少毫米的厚度"是合适的。

迄今报告的描述性研究中，上皮下结缔组织（SCTG）基本上都是从腭侧获取的，厚度为1.0～1.5mm[7-9]，不知这是否为最佳厚度［另外，

## 腭侧龈组织结构及厚度

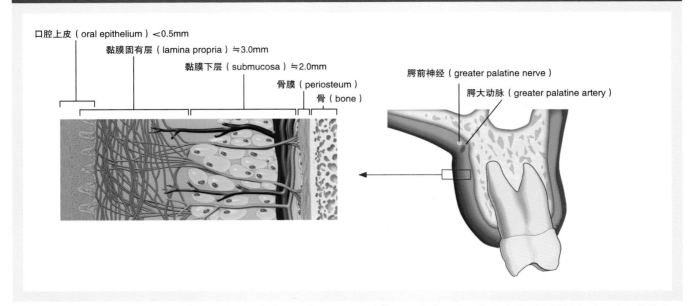

**图3**　腭侧龈结构及其厚度。腭侧龈厚度可根据部位、年龄和吸烟史等发生变化。从既往发表的研究结果来看，这些数值存在偏差[13-16]。硬腭处的牙龈属于咀嚼黏膜，由口腔上皮（从浅到深，分别为角质层、颗粒层、棘层、基底层、基底膜）、黏膜固有层和黏膜下层构成。获取上皮下结缔组织（SCTG）时，最好只取"1.5mm厚的黏膜固有层"，但实际上在临床中，通常会"先取厚达2.0mm以上的龈瓣，再在口外去除脂肪组织等多余的组织"。

## 获取上皮下结缔组织的"距离感"

**图4**　获取上皮下结缔组织的"距离感"。从前磨牙颈部以下1.5mm，磨牙颈部以下2mm，沿水平向做第一切口。刀尖潜行分离的距离，要略大于供区取瓣的宽度，即分离到大约6.0～9.0mm的位置，一边往深部分离，一边从"远中往近中"分离、手术刀以"拉伸"动作完成第二切口。腭大动脉的走行情况变化多端，最常见的情况是在4和3处有血管分支（图内用牙位号来说明）。从牙颈部到腭大动脉的距离在不同牙位会有差异：①5 6 7处约为14mm；②4处约为11mm；③3处约为9mm。腭大动脉前端走行变细，所以在尖牙处损伤动脉则问题不大。但在磨牙处损伤腭侧深部组织处的动脉，将会造成大量出血。知道常用刀片的长度有助于掌握切口的深度。手术刀的长度因生产商而异，作者使用的15号刀片长度约为10mm。

## 平行切口技术（Parallel Incision Technique）获取上皮下结缔组织（SCTG）①

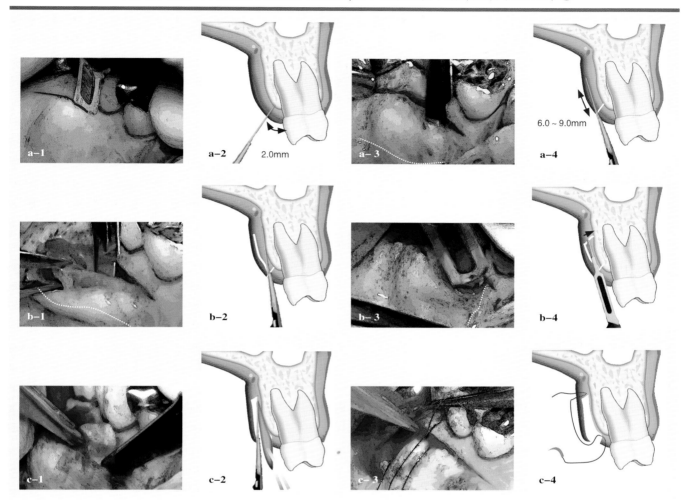

**图5a-1 ~ c-4　a-1，a-2**：第一切口在距磨牙颈部以下1.5mm，距前磨牙颈部以下2.0mm处水平切开。可切至骨膜。

**a-3，a-4**：保留表层上皮，做第二切口。它是形成信封瓣（envelope flap）的关键。此时应参考刀片是否能透过牙龈看到。如果灰色隐隐从牙龈中透出来，则能如愿保留厚约0.5mm的表层上皮。

**b-1，b-2**：调整刀片角度，使之可以切达骨面，做第三切口。为了减少术区创伤并带来早期愈合，不应剥离骨膜，而应把骨膜留在供区。这3个切口都应遵循刀片从远中到近中划开的原则。

**b-3，b-4**：为了让龈瓣从供区分离出来，需设计近中纵切口。此时选用能在狭窄区域自由旋转划行的390号或者11号的刀片，更利于操作。刀片回到信封瓣的表层，在近中尽头处垂直于骨面立起刀片，一刀切透瓣全层直达骨面。另外远中纵切口应放在最后，因为做此切口后容易出血。

**c-1，c-2**：将"底"部切开。用镊子夹持移植瓣，在信封瓣最深处用刀片划开。如果是显微操作，作者想应尽量在明亮的视野下操作。

**c-3，c-4**：褥式缝合受区。缝合前在信封瓣内放置一片含可吸收胶原的止血用创面被覆材料，不失为一个好方法。

平行切口技术（Parallel Incision Technique）获取上皮下结缔组织（SCTG）②

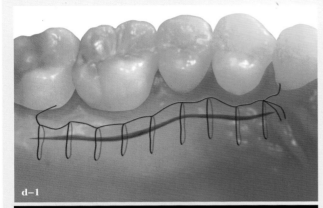

d-1

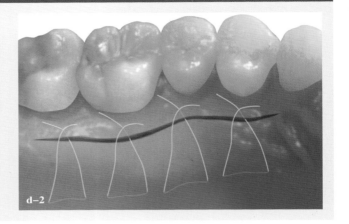

d-2

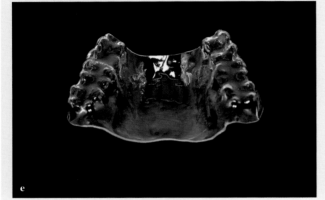

e

**图5d-1，d-2**　上腭供区创面对位关闭的缝合方法，通常是如d-1所示的连续锁边缝合。但若外瓣菲薄，缝合后容易发生开裂。此时建议放弃对位缝合法，而使用褥式缝合，不但能将外瓣压到供区，还能起到止血的作用。

**图5e**　缝合后戴真空压膜制作的止血殆垫。不但能保护供区创面，而且能持续压迫止血，有利于愈合。重要的是它还可能应对术后出血。所以作者在行结缔组织取瓣术时，必须制作止血殆垫。

游离龈移瓣（FGG）的推荐厚度为1.0～1.5mm[6,10]，或1.5～2.0mm[11-12]。然而这些结论，并不是由高质量的研究所得〕。

取腭侧上皮下结缔组织时，一般是从尖牙到磨牙处，保留薄层口腔上皮（厚0.2～0.3mm）[13]。注意上颌第一磨牙腭侧龈较薄[14-15]，年轻人的腭侧龈较薄[14,16]，吸烟者也有变薄的倾向。而且，分离越靠远中，腭大动脉越粗，离腭大孔越近，所以分离到深部时，需注意控制出血[17-18]。

考虑到以上组织学、解剖学因素，使用平行切口技术（parallel incision technique）时应尽可能微创，按必需量取瓣（**图5**）。

## 牙槽嵴保存术（alveolar ridge preservation，ARP）

由于拔牙后牙槽嵴变狭窄，缺牙区的修复治疗将变得困难，特别是计划在缺牙区做种植修复时，它意味着支持骨的丧失，拔牙后放任不管当然不是上策。因此，牙槽嵴保存术（ARP）较之以往备受关注。

ARP的基本临床术式是"拔牙→植骨→关闭创面"。拔牙窝属于至少还有3个骨壁的缺损。与只有1个骨壁的Onlay植骨术相比，拔牙窝植骨技术比较简单。

但如果没有行ARP，拔牙后唇侧骨将会吸收，可发展成二壁或一壁骨缺损。这样一来，植骨术需选用Onlay植骨或GBR，术式变得更复杂，也增加了患者的创伤。因此ARP是有意义的，可谓具备MIS特征的治疗方法（**图6**，**图7**）。

那么ARP的效果如何？有人担心，如果在感染的拔牙窝内植骨，可能"容易感染"或者"骨再生失败"，但从研究结论来说，ARP的效果是正面的，甚少出现上述问题。近几年有多篇高质量的文献发表出来，详细描述了ARP在垂直向和水平向上抑制拔牙后的骨吸收[12,20-25]。Avila等尝试将其量化[20]，通过系统综述分析，ARP水平增量达1.99mm（95%置信区间1.54~2.4mm），颊侧中央垂直增量达1.72mm（95%置信区间0.96~2.48mm），舌侧中央垂直增量达1.16mm（95%置信区间0.81~1.52mm），证实其确有防止牙槽骨吸收的效果。剩下该考虑的则是选择哪种骨移植材料，并非所有材料都适用于ARP[26-27]。

具体论之，使用Bio-Oss等异种骨时，不建议单独进行，应与自体骨混合使用，或是单独使用自体骨、同种异体骨。Vance等[26]的人体组织学研究显示，植入同种异体脱矿冻干骨（DFBA），ARP部位有（61±9）%新骨形成，而植入异种骨（Bio-Oss）只有（26±20）%新骨形成，两者之间存在统计学差异。

## 牙槽嵴扩增术（alveolar ridge augmentation，ARA）

如果没有机会做ARP，牙槽骨已发生吸收，则适合行牙槽嵴扩增术（ARA）。有时ARA适合采用骨增量的方法，有时则适合采用软组织移植的方法。本章主要讲述后者的临床术式。毋庸置疑，水平增量和垂直增量术的切口设计也有所不同（**图8**）。

水平向ARA时，应沿着缺牙区的骨嵴顶，或沿桥体基底面行水平切口。以此为入口分离信封瓣，基本上都要超过膜龈联合（MGJ）。分离区域延伸至两侧邻牙，需追加沟内切口。

如果信封瓣没有延伸至邻牙，没有做充分减张，移植龈瓣将无法安置在近牙冠处，而会在缝合后被推到根尖侧。如此这般，将来安装的桥体或种植体上部结构的邻间软组织量仍然不够，而根尖区的牙龈却呈现"膨隆"状态。如同健美运动员一样，没有实现"肩膀"和"胸"的壮实，只让"腹部"膨隆起来，效果会惨不忍睹。这样，很难达到患者满意的美学效果（**图9**，**图10**）。

另一方面，垂直向ARA主要应用隧道技术。制备隧道瓣时只要不穿孔，就不会阻碍受区血供，并且能得到没有瘢痕的好结果（**图11**）。

但是，隧道法即便能增高牙槽嵴，也无法重新获得角化黏膜，还可能造成前庭沟变浅。换言之，在相当于Seibert[28]Ⅱ类的角化龈缺乏且前庭沟浅的病例中，作者提倡**图12**~**图14**所示的俄罗斯方块技术（tetris technique）。正好在MGJ处水平切开，把牙槽嵴向冠方抬起。间隙内植入带上皮的游离龈瓣。靠显微技术将龈瓣与受区缝合固定。可以说它类似半月瓣（semilunar flap）。通过这种方法可以获得角化组织，这样只靠软组织移植就能一定程度增高牙槽嵴。

新时代牙周外科

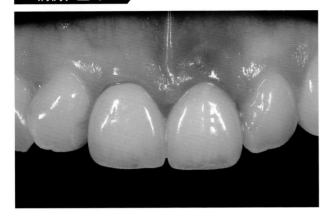

图6a 41岁女性患者。因 1 疼痛来院求诊。查见牙龈肿胀，唇侧中央瘘管，探诊深度超过10mm。患者愿意种植修复，但不接受正畸。

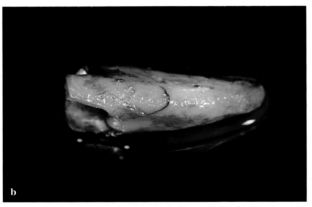
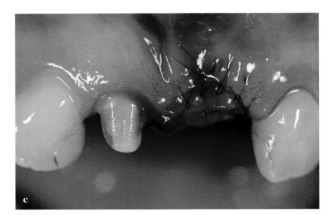

图6b，c 拔牙，在上颌结节取自体骨及游离结缔组织，植入拔牙窝内。

要点

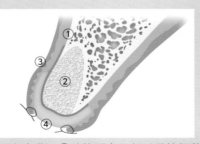
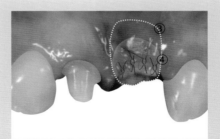

切开：去净感染物和不良肉芽，①从拔牙窝至超过骨缺损数毫米处制备全厚瓣，但不翻开。

骨移植：②植入骨移植物。如果唇侧骨缺损大，骨移植材料不易维持，可在拔牙窝唇侧骨和全厚瓣间③放置可吸收膜。

游离结缔组织移植：本病例取上颌结节结缔组织，在④处植入，形成拔牙窝封闭（socket seal）。牙龈移植物有部分外露。如果表层坏死，而植骨材料尚能保存，临床上没有问题。移植牙龈封闭拔牙窝有一个优点，它能增厚牙龈，为将来种植修复带来好处。

缝合：用7-0尼龙线缝合。考虑到术后肿胀，缝合6针以上以防脱位。

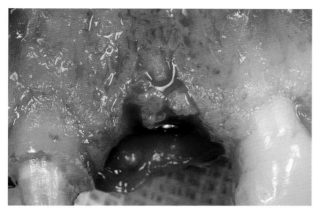

**图6d**　牙槽嵴保存术4个月后，植入种植体。见唇侧骨再生。行少量骨移植，再等待愈合6个月。

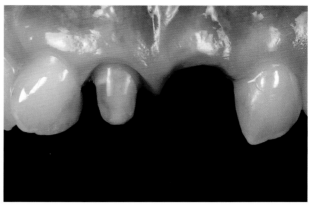

**图6e**　安装基台时的口内照。二期手术时只做折叠瓣术（roll technique），没有再次移植牙龈。

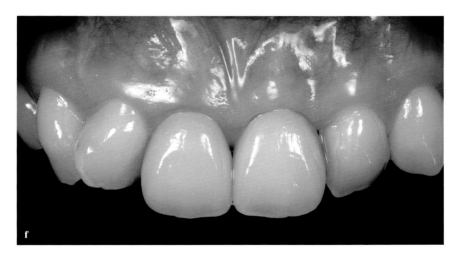

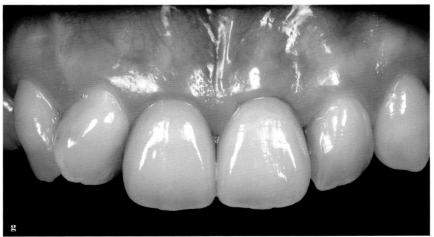

**图6f，g**　安装最终修复体后的口内照。种植体周黏膜与对侧牙有相同的自然膨隆度（**f**）。术后6年美观效果依然能保持，而且邻间龈乳头出现了爬行效应（**g**）。

病例: **25**

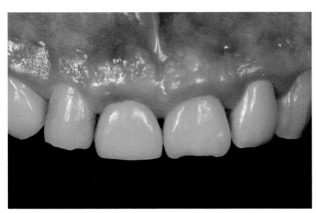

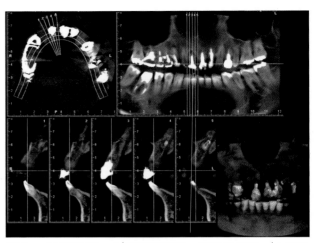

**图7a** 46岁男性患者。初诊时显微镜下检查发现 1 已折裂。1 长期预后不确定，但决定保存。

**图7b** CBCT检查，1 唇侧骨吸收，累及根尖部。1 的根尖处有埋伏多生牙。

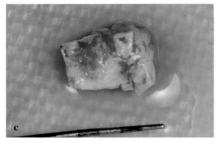

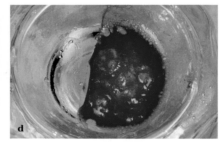

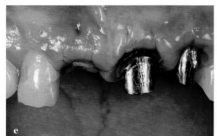

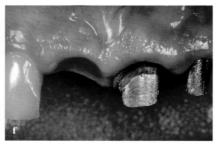

**图7c ~ f** 拔除 1 ，当即在上颌结节处取自体骨和游离结缔组织，进行牙槽嵴保存术。同期 1 冠延长术。

**图7g** 种植一期使用导板。即使有导板，作者也一定要翻全厚瓣。确认手术部位后，再备洞植入。

**图7 h** 种植二期采用折叠瓣（roll technique）且从上颌结节取了上皮下结缔组织（SCTG）。

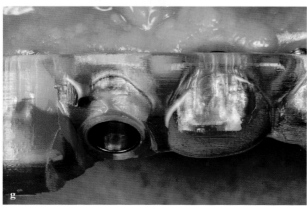

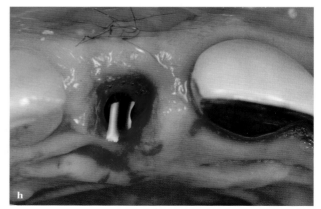

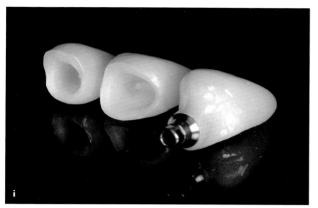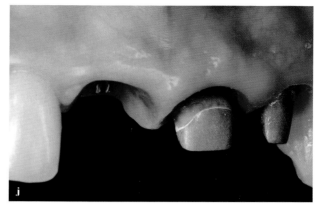

**图7i，j** 最终修复体及戴牙前的口内情况。制作氧化锆为基底的冠。

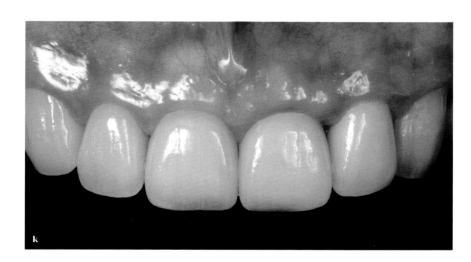

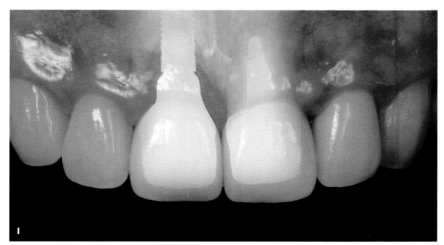

**图7k** 安装最终修复体后口内情况。采用了一系列的显微技术，唇侧牙龈和牙间乳头的形态被完全保存了下来。哪一个是种植修复体，哪一个是天然牙修复体，在口腔内看已无法分辨。

**图7l** 临床图片与X线片重叠展示。

## 牙间乳头重建术（papilla reconstruction technique）

牙间乳头重建术是难度最高的牙周整形手术之一。首先，"牙间"是狭窄的手术区域，其手术操作难度很大。其次，此处可谓血供的末梢，加之顶端无角化，术后牙间乳头容易发生退缩，甚至消失。因此，即使牙间乳头显著退缩，选择"不做手术"也是合理和明智的。有时比蛮不讲理地做手术更能取得好的疗效。

有什么方法可替代龈乳头重建术呢？首先可考虑修复的方式。Tarnow等有一篇著名的研究龈乳头的文献[29]，从统计学角度看虽不见得是正确的方法，但它能解释如何在修复时通过注意接触点的位置，以控制龈乳头的高度。具体来说，如果牙槽嵴顶到接触点的距离为5mm以下，则几乎都有牙间乳头。也就是说，通过某种方式调整牙冠的接触点，再调整龈下冠部轮廓，则有可能在牙间鼓形间隙内塑造出牙间乳头（译者注：鼓形间隙，即龈外展隙及颊舌外展隙，形同细腰鼓）。

如果是天然牙经预备后，已成为修复基牙，则可使用正畸牵引的方法形成牙间乳头，这也是个好主意。它可与牙间乳头重建术合并使用（**图15**）。

但是因为切牙区讲求左右对称，不宜做正畸牵引。且冠修复后留下的牙间组织缺损问题，还是得依靠外科的方法来解决。Jemt[30]提出过龈乳头分数（papillae index score，PIS）（**图16**），得分0、1是牙间乳头重建术的适应证，但手术复杂、难度高，至今仅在几个描述性研究中有所报道[31-35]。

关于牙间乳头重建术的文献，主要是病例报告，还没有高质量的循证依据。该术式可谓狭窄范围内的垂直向牙槽嵴扩增术（ARA），因此术式可参照ARA的标准。也就是说，手术应遵循显微手术中的潜入技术（submerged technique）原则，即尽量在受区的牙间部、牙颈部全部采用袋状瓣（pouch flap）法。这是典型的隧道技术。然后在减张的瓣内，植入纤维组织丰富、容易取得相当厚度的上颌结节处上皮下结缔组织。这是本书推荐的牙间乳头重建术的概要（**图17，图18**）。

再次指出，由于牙间乳头处血供缺乏，术式选择失当可能直接导致手术失败。在高倍放大的视野下，更需要细致谨慎的切开、缝合技巧。

有些报道指出，牙间乳头高度和唇侧牙龈厚度存在统计学相关性，这引起了大家的兴趣[36-38]。这一点具有临床指导意义，如果有机会增厚唇侧龈，最好在牙间乳头重建术同期在唇侧植入SCTG。

总之，牙间乳头处的显微手术，要么是包括唇侧结缔组织移植在内的"能做的都做"的术式，要么是根本不触碰"推走算成功"的方式。这是应对退缩牙间乳头较现实的方法。换言之，牙间乳头重建术是进阶的手术。让人感到悲哀的是，即使付出了大量劳动，技术上登峰造极，但成果很少被患者注意到，这也是牙间乳头重建术的一个特征。或许牙周整形性手术本质上就包含着这样的悲哀……

Sibert分类（1983年）

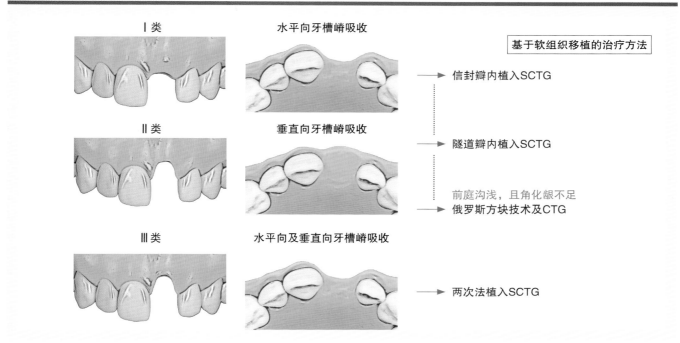

**图8**　Sibert分类和作者选择的靠软组织移植实现的牙槽嵴扩增术（ARA）。作者认为该术式的扩增极限量是5mm。要扩增更大的量时，应选择GBR。（S）CTG：（上皮下）结缔组织移植。

牙槽嵴扩增术（ARA）的目标类似"健美"

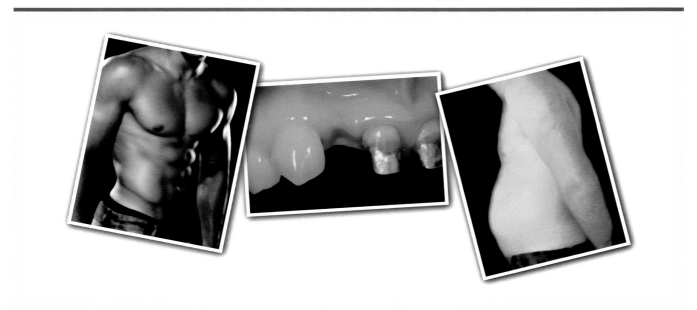

**图9**　健美者与啤酒肚。尽管啤酒肚因极具亲近感和治愈力而备受青睐，但提到ARA的目标时，还是应该向"健美"看齐。换言之，应实现与相邻牙的牙龈连续膨隆的外形（类似发达的肩、胸）。如果仅使膜龈联合处（相当于腹部）膨隆就没有太大意义了。根据未来安装的是桥体，还是种植体上部结构，设计不同的ARA切口。

171

病例：**26**

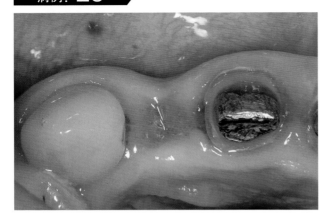

图10a ⌐2⌐缺失，唇侧牙龈出现凹陷，为此通过游离结缔组织移植扩增牙槽嵴。

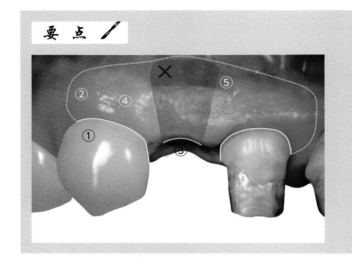

**要 点**

切开：一般在桥体区增宽牙槽嵴时，①必须在两侧邻牙做沟内切口。由此分离半厚瓣延伸超过②膜龈联合，然后依照③桥体底部形态切开并分离信封瓣，在龈下水平与侧方半厚瓣贯通。由此确保在"肩""胸"部分有足够空间植入移植物。

游离结缔组织移植：腭部水平切口取得上皮下结缔组织，植入受区。为了构建"肩"和"胸"的部分，将瓣放置在④所示方向。⑤所示的是错误放置的方向。为了防止缝合后移植物被推向根尖方，两侧邻牙附近应有足够的牙龈减张。

缝合：用7-0尼龙线缝合。

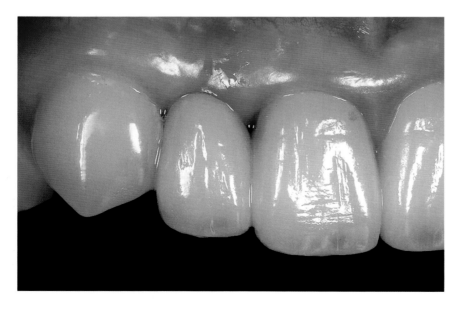

图10b 据上述术式行牙槽嵴增量后，口内所见。桥体处移植的牙龈，已形成如同"肩"和"胸"的外观。

病例：**27**

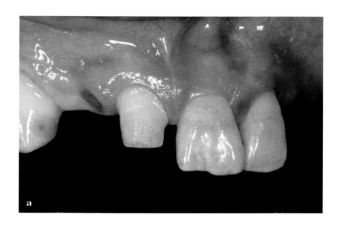

**图11a**　49岁女性患者。设计 1 、 3 为基牙的桥修复，查见 1 的唇侧牙龈退缩， 2 桥体处牙槽嵴也有水平向缩窄。

**图11b，c**　为了 1 根面覆盖和 2 缺牙区的牙槽嵴增宽术，从腭侧取上皮下结缔组织，行移植术。充分重现了"肩"和"胸"的外观。

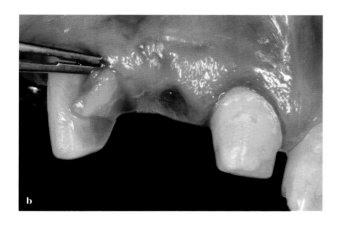

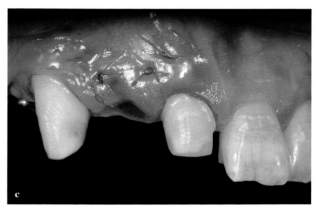

要 点

切开：① 1 、 3 处行沟内切口，分离信封瓣超过② 膜龈联合（MGJ）。之后，使两侧信封瓣在唇侧相当于龈下的水平处贯通，形成③隧道瓣，逐渐延伸至牙槽嵴顶附近。此时，不要过度关注微创刀片的前端，而忽视了刀片的侧方或刀柄部位，注意切勿切断牙龈和龈乳头。本病例是在预备过的桥基牙周围分离隧道瓣，与牙冠形态完整的天然牙相比，手术刀的操作空间充足，即使桥体处不设置水平切口，也能分离出隧道瓣。

游离结缔组织移植：腭侧获取上皮下结缔组织，由 1 的龈沟内插入，引导至 3 的近中。

缝合：用7-0尼龙线固定。诸如此类病例，即使术后即刻移植瓣放置良好，但是由于术后肿胀，移植瓣可能会从受区脱离，因此必须在3处以上的位置缝合固定。

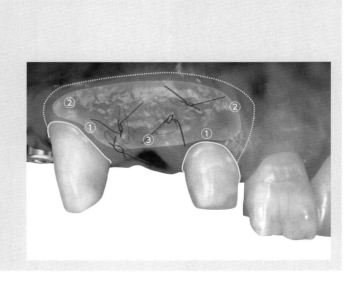

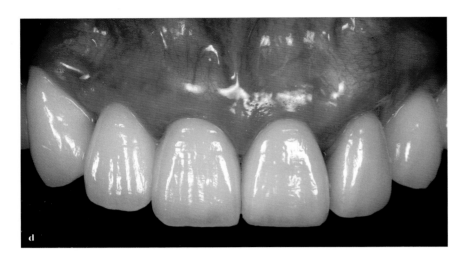

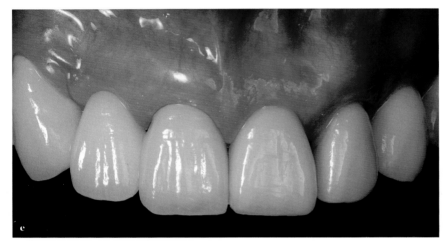

**图11d** 术后4年复查的口内情况。

**图11e** 术后7年复查，上颌两颗中切牙唇侧龈缘保持对称，桥体处的牙龈也很稳定。

## 俄罗斯方块技术（Tetris technique，2000年，佐藤）

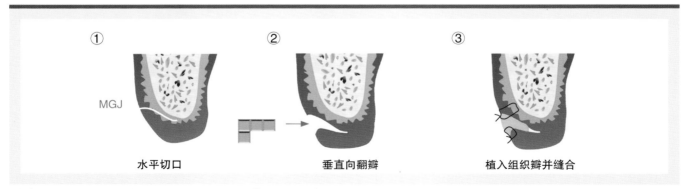

**图12** 俄罗斯方块技术（tetris technique）。①在膜龈联合（MGJ）处水平切开。牙槽黏膜与附着龈相比，血供更丰富。因此不在角化龈处设计切口，而在此处切开，是考虑此处对移植物血供更有利。另外，水平切口不超过邻牙范围，也是出于不切断血供的考虑。②从腭部或上颌结节处，获取游离牙龈移植物。由于"俄罗斯方块技术"是为了增高牙龈，为能实现术后垂直向高度，应取得尽量厚的游离龈瓣。③使用7-0或8-0尼龙线缝合。牙槽黏膜和附着龈切口处分别通过单纯缝合或连续锁边缝合，将移植物完好固定。

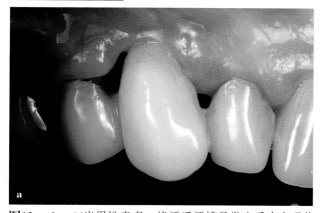 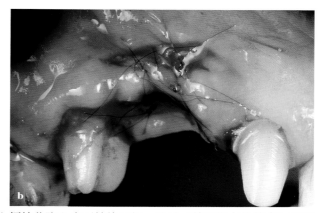

**图13a，b**　66岁男性患者。拔牙后牙槽骨发生垂直向吸收。从上颌结节取上皮下结缔组织，通过"俄罗斯方块技术"行牙槽嵴扩增术（ARA）。

## 要点

切开：①在充分保证桥体下方牙龈厚度的前提下，在膜龈联合（MGJ）处水平切开。需确认牙槽嵴黏膜已减张松弛，可达到预期的高度。

游离结缔组织移植：从上颌结节获取游离牙龈移植物。本病例是在口外去除移植物上皮。

缝合：选择7-0尼龙线，采用褥式缝合，将移植物牵引至受区瓣内，打结固定于受区（按照①~④的顺序）。如同"俄罗斯方块"正好收纳于制备的间隙中。接下来用7-0或8-0尼龙线缝合关闭水平切口，即在牙槽黏膜侧和附着龈侧，分别缝合固定移植物。

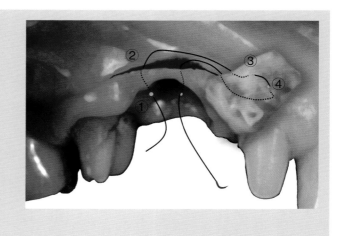

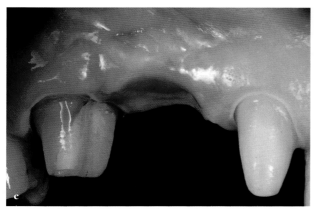 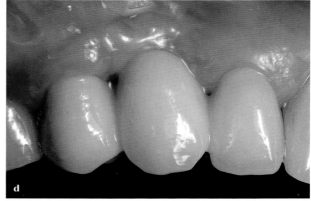

**图13c，d**　术区治愈后和安装修复体时的口内照片。牙槽嵴至两侧邻牙的龈乳头处都实现了增量。患者几乎无术后疼痛主诉。因此该术式是Sibert Ⅱ类治疗方法中，创伤最小的术式。但由于有一部分是开放的创口，难免会形成瘢痕。

病例：**29**

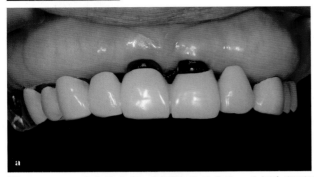

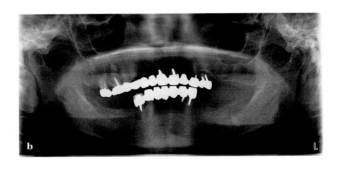

**图14a，b** 66岁女性患者。因牙齿松动求诊。上颌余留牙因根折、根面龋进展，判断无法保留。

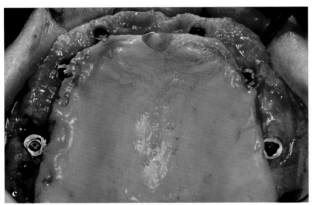

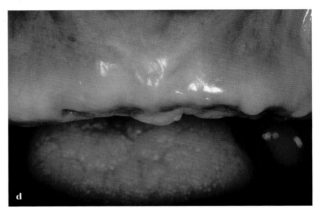

**图14c，d** 上颌拔牙后行牙槽嵴保存术（ARP），愈合后植入6颗种植体。但做种植二期时，上颌前牙区前庭沟较浅，角化龈的宽度、厚度均不足。所以分两次手术，移植牙龈增大牙槽嵴。

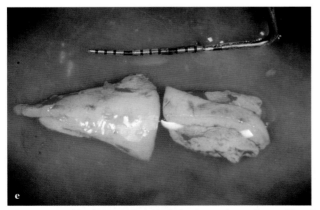

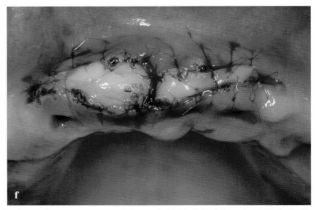

**图14e，f** 第1次的牙槽嵴扩增术（ARA）。采用"俄罗斯方块技术"（tetris technique），移植游离龈瓣。为了增宽角化龈，从上颌结节取带上皮的游离龈，修剪后移植到受区。在牙槽黏膜与附着牙龈侧，分别用7-0尼龙线缝合固定移植物。

要点 ✎

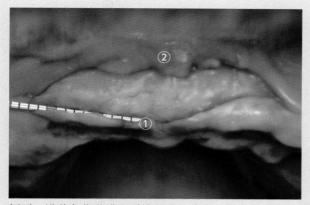
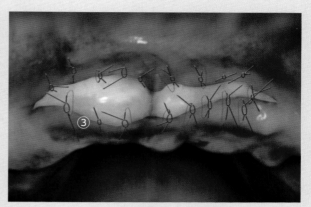

切开：沿着角化黏膜和牙槽黏膜的分界处做水平切开，制备半厚瓣。①角化黏膜侧形成半厚瓣，与移植的结缔组织瓣创面贴合，使瓣成活。②牙槽黏膜侧形成半厚瓣，技术细节与牙龈根向复位瓣术相同。

缝合：为了确保移植瓣能固定在受区，本病例使用7-0尼龙缝线，将牙槽黏膜与移植瓣缝合固定于骨膜处。一般带上皮的游离牙龈移植瓣成活后，在周围牙龈相衬下会呈现岛状残留，在受区形成"台阶"。这种现象并不是"俄罗斯方块技术"特有的。③可以使用二氧化碳激光等方法，使瓣周明显的间隙和凹凸处变得平缓些，等待软组织的愈合。

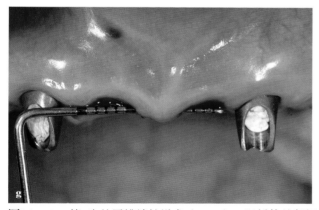
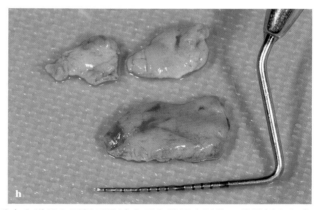

**图14g，h** 第2次的牙槽嵴扩增术（ARA）。以桥体处邻间乳头垂直向增量和唇侧牙槽嵴水平向增量为目的。从腭侧取上皮下结缔组织，植入隧道瓣内。

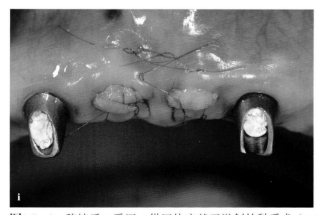
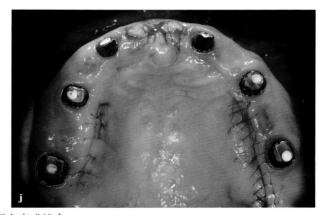

**图14i，j** 移植后，受区、供区均应基于微创外科手术（MIS）理念完成缝合。

要 点

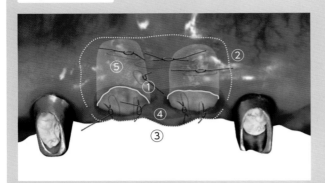

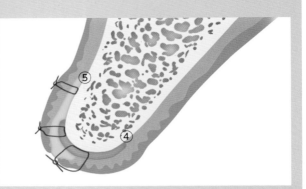

切开：①沿桥体唇侧边缘做2个水平切口，②分离半厚瓣，越过膜龈联合（MGJ）。然后，③在桥体相当于"龈下"的部位，连接两处半厚瓣，形成隧道瓣。由此确保隧道瓣减张充分，提供牙龈移植的空间。绝不可切断桥体下方的乳头，应在显微镜下小心操作，分离龈瓣。

游离结缔组织移植：本病例共植入3块游离结缔组织：④两侧中切牙的桥体乳头下植入1块，⑤两颗中切牙唇侧各植入1块。

缝合：分别用7-0尼龙线缝合，使移植瓣与受区外瓣固定，分别在3个以上的位置固定。

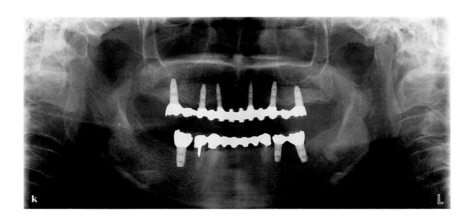

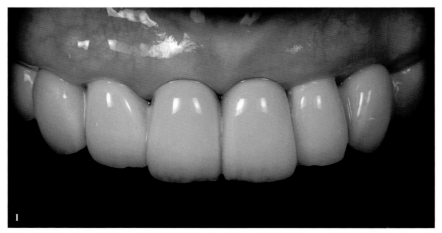

**图14k，l** 术后全景片及术后3年复查所见。虽然经历了多次手术，并做了带上皮的游离牙龈移植，但美观效果好，既看不到瘢痕，也看不到岛状的上皮残余。可以说，正是显微外科独有的细腻技巧，成就了大规模重建病例的美学结果。

病例：**30**

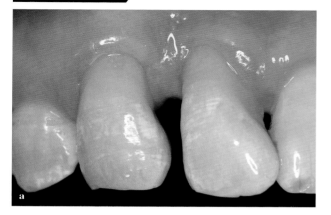
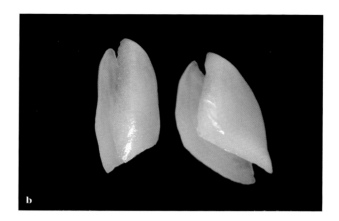
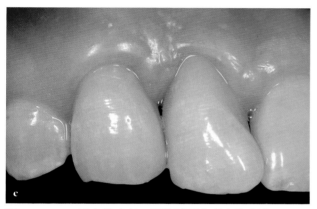
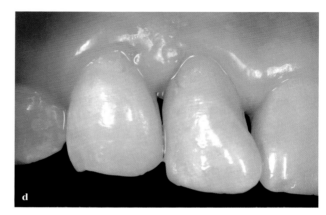

**图15a ~ d**　58岁女性患者。因前牙不美观来院求治。

**a：** ⎤3 2⎤可见两牙分离无接触，龈乳头消失，周围牙龈充血。⎤3⎤为Ⅰ度松动，邻面探及6mm以上的牙周袋。

**b：** 初步牙周治疗后，不做任何牙体预备，取得范围到达龈下的模型，制作邻面超薄瓷贴面，粘接修复。

**c：** 修复后7年复查。尽管是非手术处理，但仅使用修复方法，PIS从0升至2。

**d：** 修复后15年复查。龈乳头和唇侧龈都有少许退缩，考虑退缩与增龄相关，属于生理性吸收的范围。

## Jemt的龈乳头分数（PIS，1997）

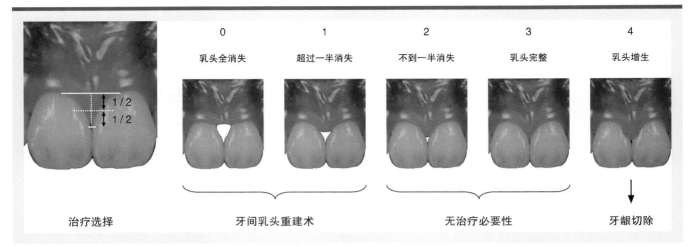

| | 0 | 1 | 2 | 3 | 4 |
|---|---|---|---|---|---|
| | 乳头全消失 | 超过一半消失 | 不到一半消失 | 乳头完整 | 乳头增生 |

治疗选择　　　　　　　牙间乳头重建术　　　　　　　无治疗必要性　　　　　牙龈切除

**图16**　PIS是用于评价单牙种植上部修复体安装后，邻间乳头的成熟程度的。PIS：0、1是邻间乳头重建术的指征，但不一定选择外科方法。如果外科器械操作空间局限，可通过修复或正畸牵引的方法解决。

病例：**31**

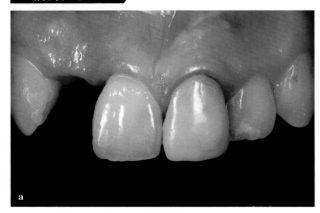

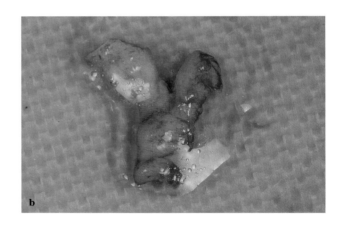

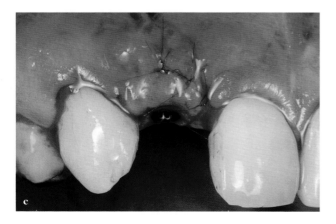

**图17a～c**　2|已植入种植体，准备行种植二期。见 2 1|的牙间乳头退缩，1|为天然牙，诉有牙本质敏感（冷刺激痛）。种植二期采用改良折叠瓣术（modified roll technique）和上皮下结缔组织移植（SCTG），尝试增加唇侧和牙间乳头处的牙龈量。从腭部获取上皮下结缔组织，修剪成"Y"字形，移植到牙间乳头下和唇侧龈瓣内。

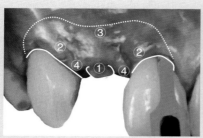
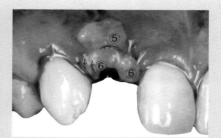

切开：①采取改良折叠瓣术（modified roll technique）翻瓣。设想最终修复体牙龈边缘的位置，对应处做"C"字形的切开，去除表层上皮组织。然后，②双侧邻牙行沟内切口，③制备信封瓣越过MGJ。之后，两处信封瓣在唇侧龈下贯通，最后，"C"字形切口向两侧邻牙的龈乳头下潜行分离，形成④隧道瓣，将①~④牙龈下方的部分贯通，形成从 1|到 |3 的口袋状瓣。此时必须充分减张，获得能够放置预期大小移植物的空间。⑤在移植SCTG之前，将"C"字形切口形成的带蒂瓣牵引入唇侧瓣内并缝合固定，确保可以顺利地移植SCTG。

游离结缔组织移植：从上腭取上皮下结缔组织修剪成"Y"字形，植入瓣内，与受区固定。

缝合：将"Y"字形移植瓣包绕在种植体周围，固定在相当于龈下的位置。⑥使用褥式缝合将"Y"字形瓣的两端固定于两侧乳头处的龈下位置，在唇侧追加缝合，使之与种植体愈合基台贴合。缝合时使用7-0或8-0尼龙线。

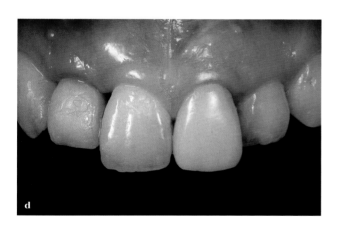
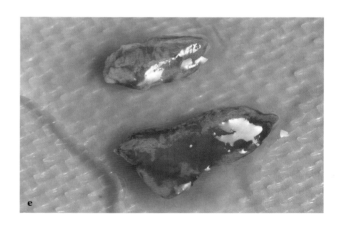
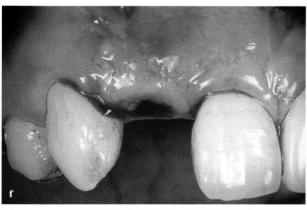
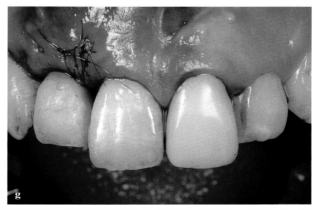

**图17d~g**　种植二期安装临时冠，追踪观察，但牙本质敏感症状没有消失，而且患者诉乳头处仍有"漏气"，因此在上颌结节处取上皮下结缔组织重建牙间乳头。

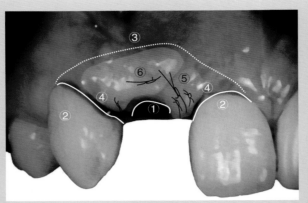

切开：目的和术式与上述SCTG大致相同，即①种植体颈部做沟内切口，②两侧邻牙做龈沟内切口，③翻信封瓣越过MGJ，④牙间乳头下制备隧道瓣，于龈下将各瓣贯通，充分减张，为移植SCTG提供足够的口袋瓣的空间。

游离结缔组织移植：从上颌结节取上皮下结缔组织，分成2份，将末端小块游离瓣置于乳头下，剩余的长方形游离瓣插入唇侧瓣内，与受区瓣缝合固定⑤。即使仅以增高牙间乳头为目的，也应增加唇侧龈厚度，这有利于后期乳头下的组织成熟。

缝合：用褥式缝合将移植瓣固定在两牙间乳头的龈下区⑥。至少需要各缝合3处。然后再安装愈合基台。从上颌结节获取的结缔组织富含纤维，与腭部获取的相比，质地更"硬"，利用瓣的体积优势，足以支撑牙间乳头使之变高。所以取上颌结节移植瓣重建龈乳头时，不需要特意用悬吊缝合将龈瓣做冠向复位。

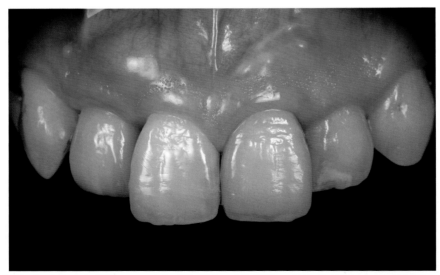

**图17h** 安装最终修复体3年后的口内所见。2 1|头下的"黑三角"消失，乳头高度与|1 2大致相同。未发现瘢痕形成。另外，从术后到随访期间，患者已没有1|的敏感症状。

病例：**32**

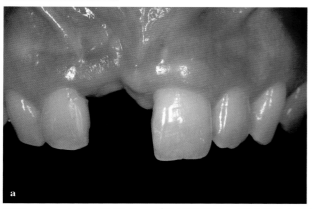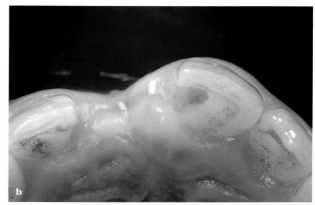

**图18a，b**　57岁女性患者。1⌋种植体脱落，牙槽嵴发生水平和垂直向吸收。属Seibert Ⅲ类，两侧邻牙的牙间乳头丧失，治疗难度增高。且瘢痕明显，缺牙区前庭沟浅，角化龈大大不足。患者希望再次种植修复。对于Seibert Ⅲ类病例，基本策略是"分阶段手术"。即：①骨增量术→②种植一期手术（植入种植体）+小规模引导骨组织再生术（GBR）→③种植二期手术+结缔组织移植（CTG）作为基本路线，根据骨再生量和美观的要求，可能还需追加一些其他相关外科操作。

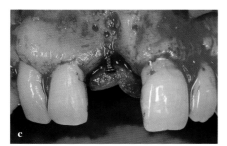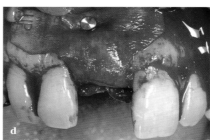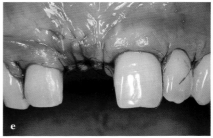

**图18c～e**　根据上述路线，垂直向骨缺损处行GBR。将自体骨和骨移植材料（Bio-Oss）混合，填塞至缺损部位后，用可吸收膜（Bio-Gide）覆盖。做减张切口，使全厚瓣能向冠方移动，完全封闭创面。另外，本病例使用6-0尼龙线缝合。

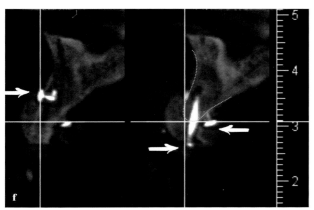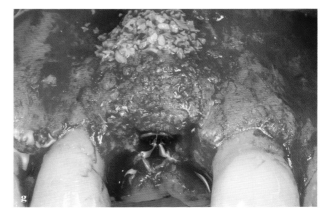

**图18f，g**　经过8个月的愈合，植入种植体。术前的CBCT示，已实现垂直向和水平向的骨再生（白箭头：帐篷钉和膜钉，黄点线：原本牙槽骨轮廓）。植入种植体后不久，使用骨移植材料和可吸收膜再行小规模GBR。

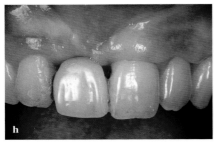 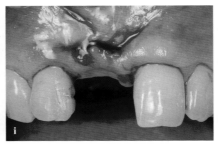 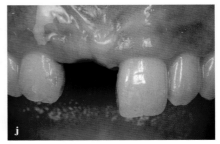

**图18h ~ j** 种植体植入4个月后，实施第1次软组织移植。

**h：**种植体植入后，虽然牙槽嵴增大，但由于减张切开，缺牙区前庭沟变浅，角化黏膜宽度比术前有所减小。

**i：**为改善上述状况，利用种植二期前的愈合时间，采用"俄罗斯方块技术"（tetris technique）进行牙槽嵴扩增术（ARA）。从上颌结节取上皮下结缔组织，移植到MGJ正上方、水平切开制备的龈瓣内。

**j：**虽然留下了瘢痕，但牙槽嵴已扩增，获得了角化龈。另外，牙间乳头也在多次手术后持续增高。

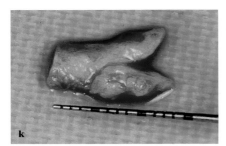 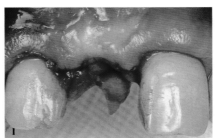 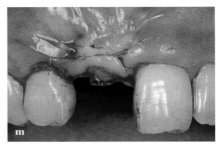

**图18k ~ m** "俄罗斯方块技术"术后3个月，实施二期手术。本病例也适用改良折叠瓣术（modified roll technique）和将SCTG修剪成"Y"字形的游离瓣移植术。

要点

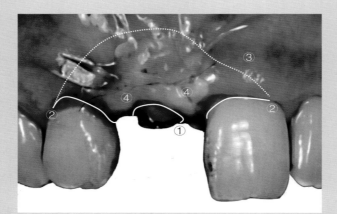

**切开：**术式与**图17**相同。①种植体颈部做龈沟内切口，②两侧邻牙做龈沟内切口，③分离信封瓣越过MGJ，④牙间乳头下分离隧道瓣，各处瓣相互贯通，获得足量减张，使"Y"字形的游离结缔组织可植入瓣内。

**缝合：**为了受区龈瓣冠向复位，需有持续地向上牵拉的力，缝合时应少用单纯缝合，而应更多使用褥式缝合。这也是考虑到单纯缝合后，由于术区肿胀，容易残留线状的压痕。

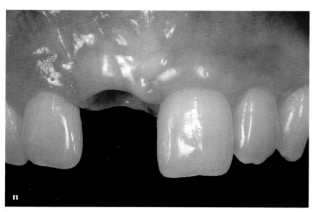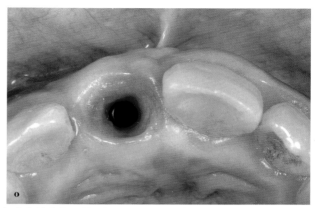

**图18n，o**　安装修复体前的袖口状态。采用分阶段的手术策略，完成种植修复。缺牙区由Siebert Ⅲ类改善至Siebert Ⅰ类。

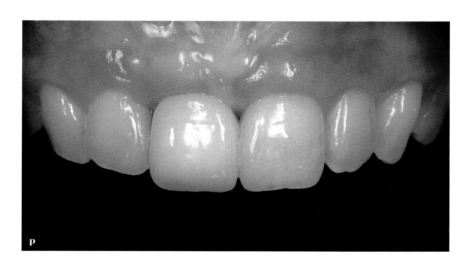

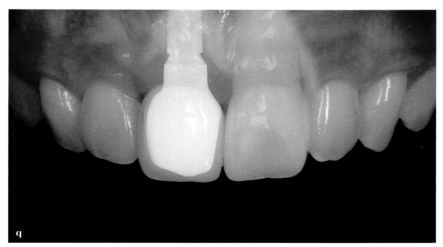

**图18p，q**　术后的口内照片和X线影像重叠展示。作者的感想是，虽然种植体周粉色美学不算完美，但至少达到了患者所期待的美观结果，也恢复了功能。虽然种植体骨量是靠GBR增加的，但骨水平看着尚且稳定。

## 专栏 ⑥如何平衡"被认可欲"和病例发表?

当今网络社交媒体盛行,"被认可欲"(承认欲求)一词再次受到关注。它指的是,想要得到他人的认可,被他人尊敬的欲望。举个近年的例子,人们通过SNS等交友软件发送信息,期待得到回应,从而受到关注。这种心态便属于"被认可欲"。

该词由美国心理学家马斯洛(Maslow)在关于动机的理论(基本欲望)中提出[1]。人类的欲望被分为5类,从低到高的顺序依次是"生理性的欲望"、"安全的欲望"、"所属与爱的欲望"、本文举例的"被认可欲",最后是"自我实现的欲望"。人的很多行为,都是为了满足这些欲望。对照牙科圈的某些行为,作者想提出些有趣的分析。

首先,"生理性的欲望"是人为了求生而产生的肉体上的本能欲望,首先便是食欲。接着,"安全的欲望"是指想要安全、安心地生活的欲望。这两种欲望,是极为基础的、物理上的对物质的渴望。但为了在现代社会能"持续吃下去",或者为了"安全地生活",则需获得"金钱"来保证上述两种欲望。说回牙科,作者认为以牙科营生的一个理由是,这是一个付出劳动便可以获取丰厚报酬的职业。因此,要在毕业前,乃至毕业后,学习医疗职业上能获得工资的最基本的技术和知识。

其次是"所属与爱的欲望"。它指的是归属于集体,得到同伴和恋人的爱的一种社会性需求。人的特性之一是感到孤独或被疏远时,会产生不安和心理压力。牙科医生也是如此。作为牙科工作者,掌握一门"管饱"的手艺和知识,能在牙科医院、医疗集团工作,或者可以自己开业。但是,人在其中的角色是渺小的,人与人之间的关系充满了多样性,即使是当领导,成为院长,但在一个集团中,却往往是最孤独的人。

因此,医生们会追求牙科医院或医疗集团以外的归属感。这种欲望使得牙科医师会、学习研究小组有了存在的意义。这些组织能抚慰牙科从业者的孤独,提供一个圈子让医生们表达共有的不安和不满,并找出共同解决的方案。"都特意私人开业了,为什么还要加入这些团体?"作者能理解有人提出这样的疑问。作者的回答是,既然已满足了基本需求,必然会寻求与同伴的交往,所以加入同行建立的团体,是自然而然的心态。

终于要聊到"被认可欲"了。它被分为想得到他人的认可,和提高自信与自尊两种。如果前者过于旺盛,则会有麻烦。但若在平衡的范畴内,为了得到他人认可,医生们更加倍努力工作,并因此取得成果。这可以说是一种愉悦且积极向上的欲望。个人或工作单位、学术机构均盛行发表研究报告和病例,出发点大多是为了满足这种欲望。如果发表回顾性病例,即使获得的评述并没有满足"被认可欲",也极具意义。越是与自己做的病例相关,越是客观的评价,对牙科医生的成长越有裨益。

说起要发表病例,如果一开始就抱着"做一个帅气的病例"的想法,而将患者的口腔想象成一块画布去"作画",显然这不是一种健康的心态。所谓病例发表,说到底该病例应该是在明确诊断和治疗计划下施行的,初衷不应该是满足医生个人的"被认可欲"。作者并不是想要摆出一副臭说教的架势。而是作者真心觉得为了过分地满足"被认可欲",是不符合行医者的"利他"原则的,这样的出发点显然很有问题。

最后是"自我实现的欲望",这被列为最高层次的欲望。马斯洛在原著中解释说:"想达到最安稳的状态,音乐家必须作曲,美术家必须作画,诗人必须作诗。必须忠实于自己的本性。这种欲望,是更加体现自作者的愿望。"引借他的话,不得不说牙科医生应该忠于牙科医生的本性。这的确是一个很高的境界。作者已处于不惑之年,自认仍然在被"被认可欲"所裹挟,最近越来越想达到实现自我的怡然状态。也许到了知天命之年,才会好吧。

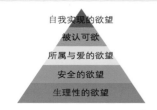
◀马斯洛提出的关于动机的理论

[1] Maslow AH(著),小口忠彦(译)《人性心理学——动机与个性修订新版》东京:产业能率大学出版社,1987。

# 第 9 章

# 牙周整形手术与修复联合治疗

## 修复前要准备什么？

这是本书的最后一章。从第4章开始，沿袭临床牙周手术决策树，详述各类牙周-种植手术。本章将循序介绍作者对冠延长术的一些思考。

顾名思义，冠延长术是以增加临床牙冠长度为目的，重新建立生物学宽度的牙周整形手术。该术式与降低袋深的切除手术一样，与根向复位瓣术有很多重叠之处。切除手术讲求去除牙周致病菌及其生物膜，使牙周组织愈合形成新附着。然而冠延长术并非针对牙周病患牙，它只是冠修复或者美学重建的一个环节，目的是获得理想的临床牙冠长度。所以，即使术式相同，"冠延长术"应区别于"切除性手术"来讨论。

在临床上有两种情况需要冠延长。一是以纠正露龈笑或调整不规则龈缘形态为目的，为"改善美观"而修整牙龈形态。二是龋损或冠折波及牙槽嵴顶时，为了让龈缘附着在健康的剩余牙体组织上，并获得牙本质肩领效果（ferrule effect）。两者术式几乎相同，但后者属于为达到修复目的，改善口腔环境而施行的手术，常被看成是"修复前准备"的一部分。

思前想后，"修复前准备"一词有失偏颇。只看字面，不禁让人生疑——凭什么修复治疗才是核心，其他学科的治疗单纯地沦为修复之"前后"呢？姑且不论"修复前准备"一词，着眼于牙周组织，修复治疗应让修复体边缘达到物理学上的"密合"，选用特定材料的话还可获得生物学上的"黏附"关系，这对长期预后有重大影响。

## 以改善美观为目的的冠延长术

谈谈"露龈笑"。它指微笑时上颌前牙牙龈过度暴露的状态[1]。露龈笑患者往往临床牙冠长度较短，多数患者的诉求是改善外观（将露龈笑人群称为"患者"，不知是否恰当，但后文还是会使用"患者"这一称谓）。

手术改善露龈笑，有两种术式可选：单纯切除牙龈，或者附加牙槽骨修整术（osteoplasty），增加釉牙骨质界到牙槽骨边缘的距离。但是，适合单纯切除牙龈的病例非常有限。若牙槽嵴顶更靠近根尖方，骨嵴顶与龈缘之间距离4mm以上，并且牙周探诊时可见探针透色，判断为薄龈生物型，才有理由认为单纯切除牙龈即可解决问题。对于这样的病例，完全不用担心术后牙龈"复发"，而且拟冠修复的天然牙，可能连牙龈切除都不需要（**图1**）。

然而，更多以改善露龈笑为诉求的患者，其牙龈属于Maynard厚生物型（参考第7章），所以牙龈切除合并牙槽骨修整术（osteoplasty）更为常用（**图2**）。换言之，若不修整牙槽骨，即使花功夫做牙龈切除术，也会因牙周组织恒定的结构特点，在术后早期就出现复发。若不修整骨嵴，而把冠边缘设定在靠近牙槽骨边缘的位置，会侵犯生物学宽度，机体会将靠近骨嵴顶的粘接边缘线当作异物，引起龈缘持续的炎症反应，甚至导致牙龈退缩，暴露修复体边缘[2-10]。切不可认为，"切除余龈，套上牙冠"，简单而为，即能获得牙周的稳定持久。牙龈组织的生物学并没有这么简单。

病例: **33**

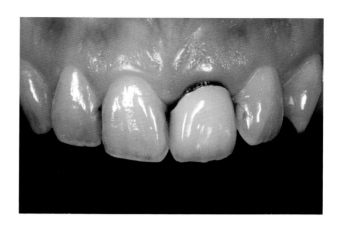

**图1a** 49岁女性患者。主诉上前牙不美观。⌐1 颈部牙龈颜色和位置明显不协调。为了改善这种情况，通常需行冠延长术。但在本病例，因为唇侧龈薄，能透出牙根颜色，而且探诊推测此处骨嵴顶与邻牙骨嵴顶位置一致，判断无须行冠延长术。因此尝试只通过调整临时修复体的外形，修正游离龈缘的位置。

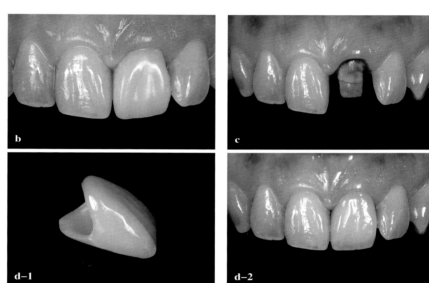

**图1b，c** 去除⌐1 冠修复体后，安装临时冠。预先加大临时冠龈下外形的突度，使其能够压迫游离龈。在椅旁反复调整临时冠龈下突度，使游离龈向根方移动。

**图1d-1，d-2** 全瓷冠及其戴入后的口内照片。

**d-1**：制作氧化锆基底的全瓷冠。复制与临时冠同样的龈下外形。

**d-2**：戴入全瓷冠后的口内情况。⌐1 游离龈因受到修复体压迫，可观察到周围的贫血带。

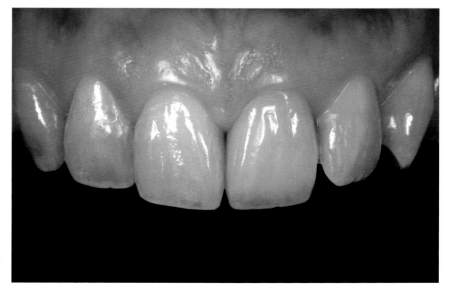

**图1e** 戴入最终修复体后，在显微镜下确认是否有树脂粘接剂残留。此照片为最终修复体戴入2个月后的口内情况。⌐1 的贫血带已经消失，全瓷冠的游离龈与周围组织自然协调。

作者在本书想传达一个观点——"牙龈是相当脆弱的人体组织，绝非术者可以任意摆布的"。以下观点非循证层次，仅来自本人临床经验。前文讲述的生物学宽度，就是个典型例子。然而牙龈还存在不想让术者操控的"禁区"。作者常常担心会有医生不关注该处牙龈的耐受性，没头没脑地向牙龈下手。这个"禁区"，可以用生物学知识解释。不管是游离龈还是龈乳头，切不可把它们当成画布，异想天开般胡乱作画。此处是人体血液循环不丰富的末梢组织，每分每秒都暴露在食物冲击和细菌滋生的严酷环境中。口腔是备受关注的部位，而其内的牙龈便是牙科医生的施术之所。

总之，牙龈不怎么喜欢"粗野的术者"。术者只有认识到了这一点，才可以避免美学灾难。在日常手术中，作者都会谨遵此训去设计切口和缝合。

## 应对龈缘下龋损的冠延长术

冠边缘的位置，首先应位于健康的牙体组织上，其次必须设定在龈沟底上方至少0.5mm处。然而，偶尔也会遇到龋损已发展至牙槽嵴顶的情况，这在临床上非常棘手。

首先要尽力彻底去除腐质。而如果预测牙体组织缺损已达牙槽嵴下方，原则上无法修复，只能遗憾拔除。若为单根牙，为了保证生物学宽度和牙本质肩领效果（ferrule effect），骨嵴顶上必须保证至少4mm的健康牙体组织，否则无法获得

长期疗效（**图3**）。"ferrule"直译为"带环"。在冠修复时，修复体需360°包绕牙体组织，形成环抱固位，抵抗根管桩向侧壁施加的压力，从而防止牙根折裂。具体来说，在基牙预备之后，终止线上方需要有1.5～2.0mm的健康牙体组织，形成带环状的领口[11-14]。

说回龋损累及龈下的治疗方法。为了让骨嵴顶上存在充足宽度的健康牙体组织，需要进行牙槽骨切除术（osteoectomy），或者利用正畸力牵引健康牙体组织。即适合行冠延长术或局部正畸牵引（**图4**）。然而治疗龋损累及龈下的患牙时，如果只选用冠延长术，必须认识到其不足之处。骨切除后，患牙与邻牙的牙槽嵴顶高度会变得不一致，随着时间推移，患牙龈缘与邻牙龈缘之间的过渡会变得平坦，纵使牙周组织在往好的方向变化，也只会形成深龈沟（deep sulcus），而大多情况下终将演变成深牙周袋。另外，冠根比失衡加剧，修复的长期预后令人担忧（**图4**）。

关于冠根比的极限，过往有人认为是1∶1[15-17]，但临床上牙根状况好坏，取决于牙位、剩余牙体组织状态、修复体种类等因素，并不是所有病例都可以一概而论地以"1∶1"作为准则。当然，能够获得足够的冠根比，那是再好不过了，所以针对龈缘下龋损，还是建议首选正畸牵引。

值得补充说明的是，即使选择了正畸牵引，大多病例仍需联合手术治疗。越是使用微小的正畸力，越会把支持牙齿的牙周组织一并牵引出来。所以在牵引结束后，需要修整过度增高的牙槽骨（**图5，图6**）。

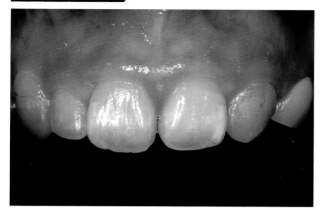

**图2a**　24岁女性患者。希望改善露龈笑。观察口腔与颜面部的关系，用诊断饰面模拟未来修复结果，最终决定未来牙颈部处龈缘的位置。

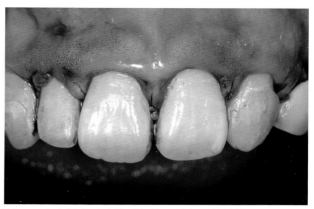

**图2b**　本病例为了改善露龈笑，进行了伴牙槽骨整形的冠延长术。

要　点

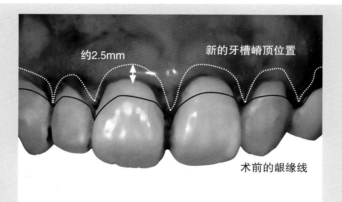

约2.5mm　　　新的牙槽嵴顶位置

术前的龈缘线

**牙龈切除**：依照模拟所得的新龈缘线，使用扇贝形切口切除牙龈。切口设计并不是单纯的水平切口，而是从龈缘开始向着龈沟底做内斜切口。之后翻开全厚瓣，修整骨嵴顶至未来龈缘线根尖方2.5mm处。另外，骨修整术的范围仅局限于唇侧牙龈下方，龈乳头附近不做骨修整。

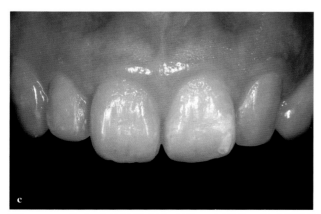

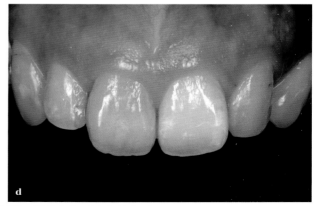

**图2c，d**　术后6个月以及术后7年的口内情况。术后龈缘线没有复原，保持在相对稳定的位置。

为提高远期修复体预后，需要多少健康牙体组织高度？

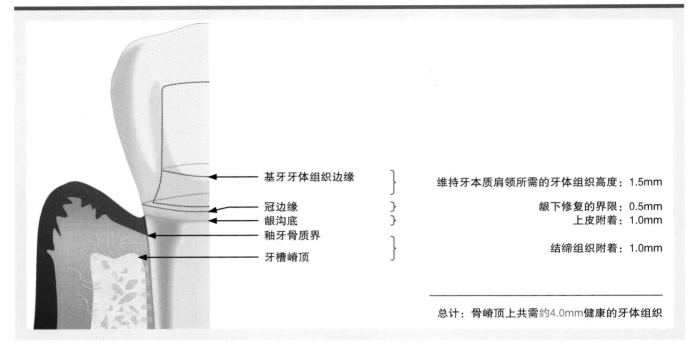

基牙牙体组织边缘

冠边缘
龈沟底
釉牙骨质界
牙槽嵴顶

维持牙本质肩领所需的牙体组织高度：1.5mm

龈下修复的界限：0.5mm
上皮附着：1.0mm

结缔组织附着：1.0mm

总计：骨嵴顶上共需约4.0mm健康的牙体组织

**图3** 为提高远期修复体预后，需要多少健康牙体组织高度？如果无法确保骨嵴顶上有至少4.0mm高且厚度充足的健康牙体组织，将较难获得生物学宽度和牙本质肩领效果。另外，冠边缘应与龈沟底之间保持至少0.5mm的距离。否则周围牙龈组织将可能出现炎症[7]。

总而言之，龋损累及龈下的患牙在修复治疗前，不管龋损面积大小，最终不可避免需行牙周切除性手术。对此作者建议术前与患者充分沟通。

## 修复后治疗指的是什么？

与"修复前准备"一词相比，"修复后治疗"几乎无人提及。当作者翻阅《日本口腔修复学专业词汇集（第4版）》[18]，发现内有"修复前准备"的详尽说明，却只字不提"修复后治疗"。更有趣的是《日本牙周病学专业词汇集（第3版）》[1]连"修复前准备"都未曾提及。这究竟是无声反对将牙周治疗当作修复前的暖场戏，还是因为这个词语本身就和牙周病没有关联呢？

若继续深究，作者发现不管是《口腔修复学专业词汇集》，还是《牙周病学专业词汇集》，里面都有"修复主导型种植修复"的概念，这倒让作者大大地松了一口气。

人们通常不熟悉"修复后治疗"一词，或将其联想为随访维护、支持治疗之类。但是在日常临床工作中，发生修复后并发症，往往得亡羊补牢。作者这里有些处理修复后并发症的方法，虽然并不值得引以为豪，但因为它们能应对临床实际状况，还是介绍给大家。

这些并发症中最常见的，应是戴最终修复体后发生牙龈退缩。虽然随着年龄的增长，天然牙的龈缘本身也会呈现退缩倾向，但若以此为借口，回避应对冠修复后短期即出现明显牙龈退缩的病例，会使患者大为失望。

齲损累及龈下的治疗方法比较

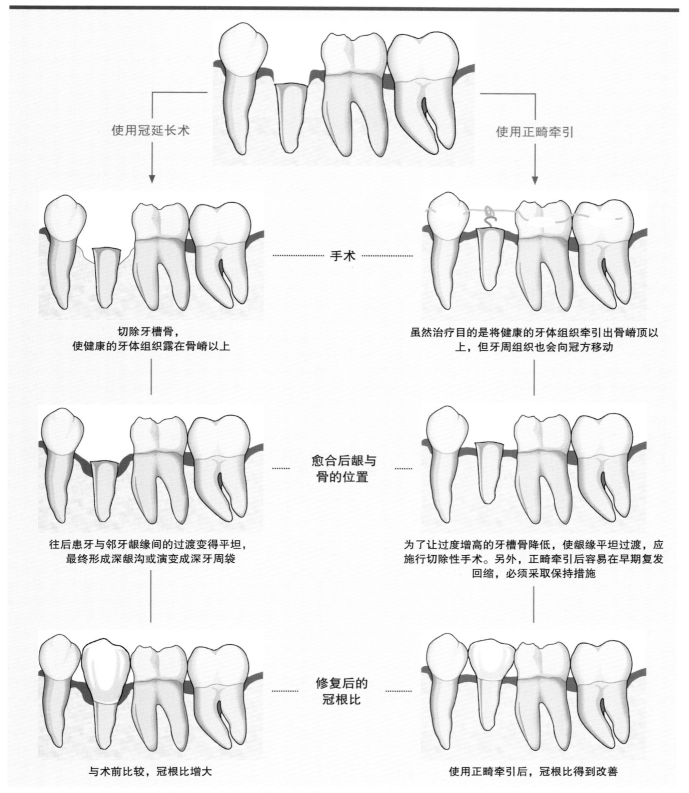

图4　齲损累及龈下，冠延长术与正畸牵引两种方法的比较。

病例：**35**

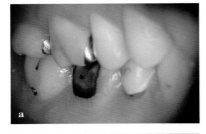
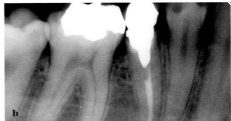
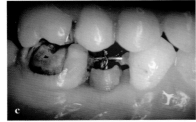
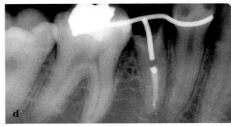

**图5a ~ d**　28岁女性患者。

**a，b：**5⏐冠修复体边缘处可见继发龋。牙根因桩道预备已呈漏斗状，龈上已无足够健康牙体组织形成牙本质肩领效果。

**c，d：**行正畸牵引，把残根状态的基牙向龈缘上方牵出。X线片示，随着牙牵出，边缘牙槽骨也向冠方增生。

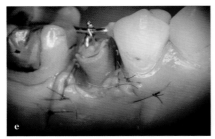
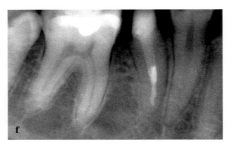
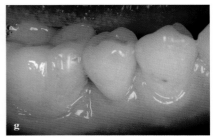

**图5e ~ g**　进行包含骨切除的冠延长术。愈合后用纤维桩和树脂核重建基牙，最终戴入金属烤瓷全冠。

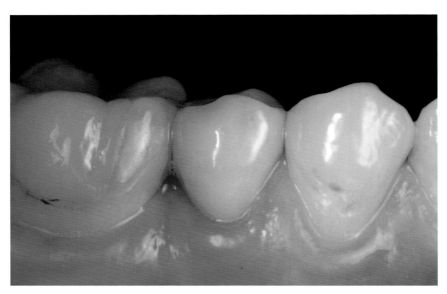

**图5h**　术后13年的口内情况。5⏐的龈缘未见炎症。

病例：**36**

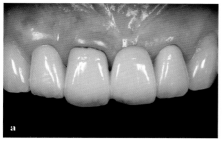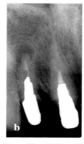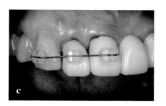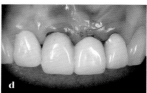

**图6a，b**　70岁女性患者。主诉前牙美观不良。前牙固定桥出现了崩瓷，并且患者对 1| 的方形牙冠形态尤为不满。另外，|2 健康牙体组织较少，无法发挥牙本质肩领效果。X线片示根尖周病变。

**图6c，d**　进行正畸牵引，并对 2 1|1 进行了牙周修整手术。

## 要点 ✐

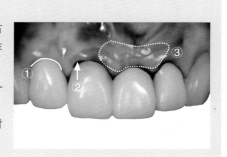

|2：依照对侧同名牙的龈缘形态进行牙龈切除①，并以此作为入口翻5mm左右的全厚瓣，行显微牙槽骨修整术。控制翻全厚瓣范围，只需满足骨修整的操作即可。

|1：行沟内切口，翻全厚瓣，用金刚砂车针和刮治器修整牙根远中轴角（re-contouring）②。为了避免龈乳头退缩，龈乳头处不翻瓣。

1|：移植上皮下结缔组织（SCTG），增宽桥体处牙槽嵴。1|与|2之间制备信封瓣③，往信封瓣内植入从腭部获取的上皮下结缔组织，用7-0尼龙线缝合。

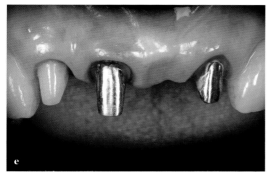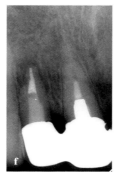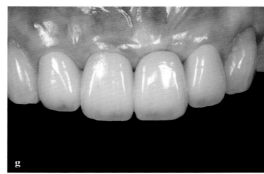

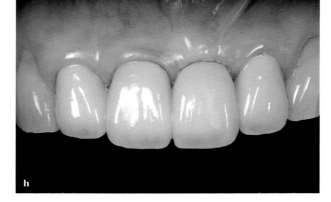

**图6e～g**　待软组织愈合后，进行最终的基牙预备，戴入氧化锆基底的全瓷固定桥。患者对 1| 的外形满意。

**图6h**　术后2年随访。固定桥周围的牙龈外形没有变化。

此时是否重做修复体？这谈何容易。作者能理解，涉及多牙联冠修复时，医生都不愿意重新修复。那如何解救医患双方于水火呢？这时显微根面覆盖术会是首选项。因为这样能不留瘢痕、创伤最小，患者也易接受。种植体周软组织容易退缩，比天然牙更高发[19-20]。请参考图7病例。

## 牙周整形手术与团队医疗

至此话题一直在围绕着如何兼顾牙周与修复之间的平衡，当然，这也将离不开对固定桥体和种植体的讨论。不管是桥体还是种植体上部结构，虽是"人造物"，但其仿真美学效果已日臻化境。它与根面覆盖术一起成为牙周整形外科皇冠上的两颗璀璨明珠。在现今网络社交时代，几乎随处可见医生上传与两者相关的临床照片。因此想借此热门话题，为本书画上完美的句号。

应有这样的共识，用桥体塑造龈缘曲线的人，不是牙科技师。因为在石膏模型上，技师无法感知牙龈本身的弹性，也无法获知牙龈的真实观感。所以塑造牙龈形态，应是牙科医生义不容辞的责任。牙科医生通过整形手术重新恢复牙槽嵴的丰满度，反复斟酌患者的期望，在椅旁调整牙龈最终形态。该软组织整形手术为牙槽嵴扩增术（ARA）（参考第8章）。扩增术后，借助临时修复体，反复思量并多次调整，获得牙龈最佳美学形态。决定桥体基底面的形状之后，评价能否塑造出最终的牙龈边缘形态。

同理，获得种植体周围充足的软组织量后，最好利用临时修复体完成软组织边缘形态整塑。但是费尽心思获得的软组织美学效果，过渡到最终修复阶段也绝非易事。若取模时没有争分夺秒，软组织形态就会发生改变[21-22]，所以为了准确传达软组织形态信息给牙科技师，需下点功

夫，也很考验技巧。最考验牙科技师手艺的是堆瓷烧结，它是最后的工序，也是相当复杂的一步。

因此，最终烧结修复体前，通常应安排基底试戴（biscuit bake trial），观察戴入后的牙龈状态，在椅旁精调桥体轮廓（图8）。最后制作最终全瓷修复体。来探讨一个纯粹的问题，为了追求自然的牙龈形态，制作出阻挡清洁工具的凸形桥体，这样合适吗？桥体尚且如此，种植修复体更不遑多让。安装种植修复体后，种植体水平和基台水平缺少足够空间，形成盲区，让清洁工具的刷毛尖端无法触碰（图9，图10）。

但是，只要角化组织的厚度和宽度充足，而且修复体选用瓷作材料并充分上釉抛光，便不必多虑[23-24]。还有一个前提条件，就是定期维护，患者能形成良好的自我菌斑控制习惯。即使是人体本有的器官——天然牙，若缺乏维护，也难以长久地保持健康。同理，就算选用生物相容性最好的材料来制作修复体，也不能忽视患者的自我口腔清洁习惯。若天然牙都清洁不好，遑论"人造物"修复体呢？

如此看来，多学科治疗才是真正的团队医疗，相互紧密合作如同足球队一样（图11）。虽然最终修复体由技师制作，但在此之前牙科医生应该解决咬合、牙列、牙根、牙周等一系列问题，如同传接控球，创造适合最终修复的环境之后，把射门的机会托付给牙科技师，努力达成修复的目标。然而，不管有多么美妙的射门得分，没有完善的长期维护，不久口腔内的比分将会从1：0落后成1：1或者1：2，将费尽心机得来的良好治疗结果葬送殆尽。更不用说作为守门员的患者自己，如同放弃扑救一般，拒绝自我清洁的话，不难想象，在极短的时间内比分更会落后至1：3、1：4，甚至1：9，整场比赛会由悲剧演变为灾难。

病例：**37**

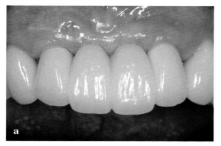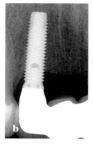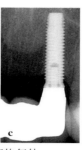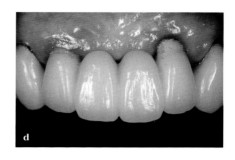

**图7a ~ c** 54岁女性患者。2009年安装了上颌前牙区的种植体上部修复体。

**图7d** 上部修复体安装9年后的口内情况。|2 的软组织退缩尤为显著，基台暴露至接近种植体肩台水平。会出现这种情况，原因是多方面的，作者认为最重要的因素还是种植体的植入位置过于偏颊。

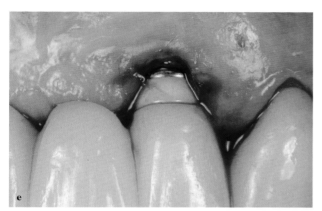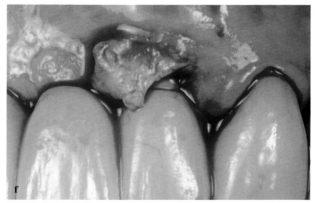

**图7e，f** 分离信封瓣，行根面覆盖术（root coverage）补救。从腭部获取上皮下结缔组织（SCTG）移植到|2 颊侧信封瓣内。一般遇到这样的病例，应该卸下修复体和基台，再行SCTG移植。但在本病例中，虽然上部修复体是用临时粘接剂粘固的，但是没能从基台上取下，无法利用种植体上部修复体的可装卸性（retriverbility），被迫只能采用与天然牙同样的术式来治疗。

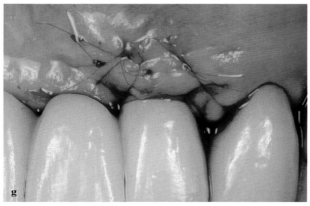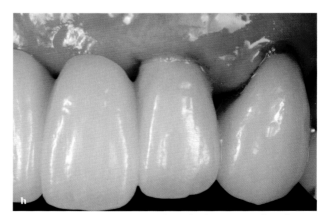

**图7g，h** 根面覆盖术后的状态，以及术后1年随访观察时的情况。虽然未能达成完全的覆盖，但基台暴露得到显著改善。

病例: **38**

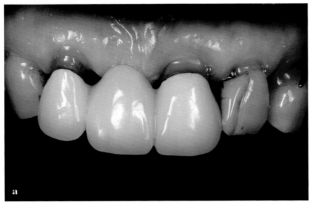
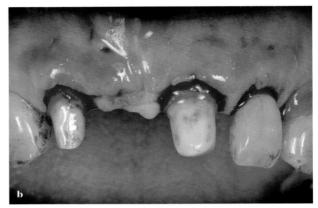

**图8a，b**　65岁女性患者。希望改善上前牙的外观。拆除 2|2 之间的所有旧修复体和充填体，用SCTG进行根面覆盖以及牙槽嵴扩增术。

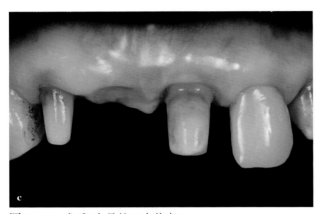
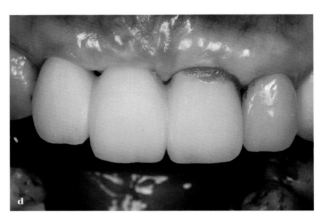

**图8c，d**　术后3个月的口内状态。

**c：**在术后3个月进行最终的基牙预备，开始制作最终修复体。

**d：**氧化锆全瓷固定桥的基底试戴（biscuit bake trial）。使用成型树脂（pattern resin）修正桥体轮廓。在显微镜下去除多余的成型树脂，让新添加的树脂与原本的桥体基底面之间自然过渡。修整好氧化锆基底后，先别返送牙件回技工中心，而应将桥基底重新戴入口内，制取pick-up印模。将桥基底插放回印模，由技师灌石膏模型，获取桥体周围的牙龈形态信息，参考石膏模型来加瓷或者调整。

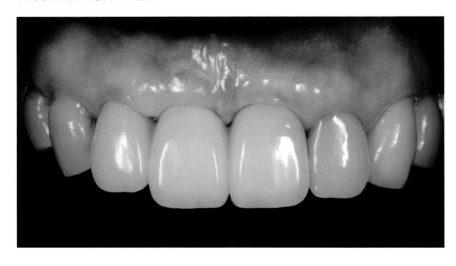

**图8e**　最终修复体戴入后的口内情况。2|1 是氧化锆全瓷固定桥，|2 是复合树脂直接修复，|3 4 5 也是氧化锆全瓷固定桥。

病例：**39**

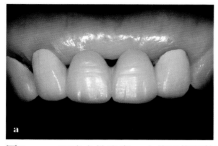
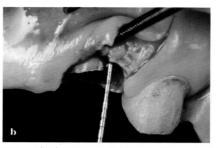
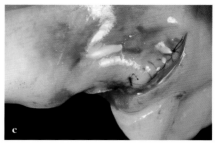

**图9a～c**　81岁女性患者。上前牙修复体脱落。3|和|2可见较深的龈下龋损。由于患者正服用抗凝药物，不适合采取常规冠延长术。选择只在远中设置纵切口，尽量限制翻瓣区域。缝合时使用了8-0尼龙线连续锁边与骨膜缝合。

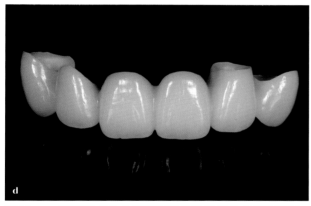
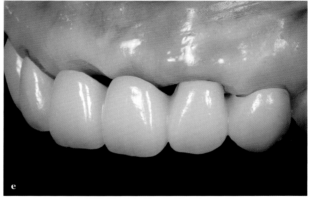

**图9d，e**　冠延长术愈合后制作氧化锆基底的全瓷固定桥。1|1的桥体基底面下方以及|2龈下较深的冠边缘处，无法用牙刷直接清洁。但是，作者认为选择合适的材料，并且建立修复体理想的龈下外形，可以保持游离龈的长期健康。

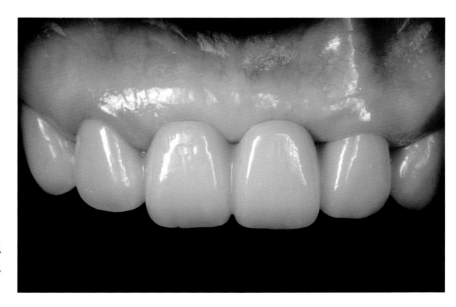

**图9f**　最终修复体戴入2年后随访观察。与全瓷固定桥相接处的游离龈未见明显的炎症反应。

**病例：40**

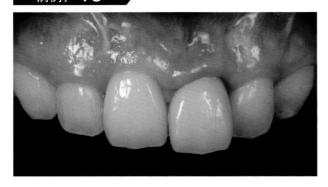

图10a　42岁女性患者。主诉⌐1松动。诊断为牙根折裂。

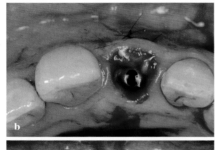
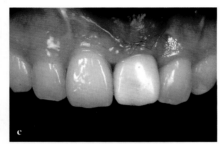
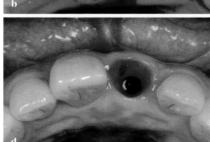
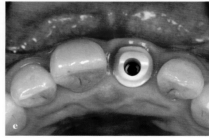

图10b，c　⌐1行即刻种植，当日安装临时冠。⌐1跳跃间隙内植入从上颌结节处获取的自体骨。唇侧制备信封瓣，植入上颌结节获取的上皮下结缔组织。

图10d，e　种植体植入6个月后调整穿龈轮廓，进入最终修复阶段。安装氧化锆基台，清洁工具无法到达种植体颈部。但是边缘的软组织能维持高度健康状态，基台周围未见炎症。

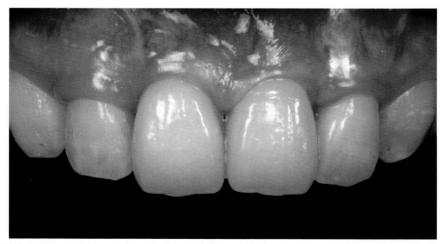

图10f　安装最终修复体后的口内情况。通常上前牙区种植修复后的软组织边缘，尤其是龈乳头的高度很难维持。即使是缺失单颗中切牙，其远中龈乳头也容易消失。但是，即使采用显微技术行种植修复，也不意味着龈乳头形态就能保全。医生们始终追求修复后的患牙与对侧同名牙之间软组织边缘能左右对称。而正确的检查诊断，充分的多学科协作，掌握并熟练运用显微技术，将使得这种修复目标不再遥不可及。

多学科治疗如同足球比赛

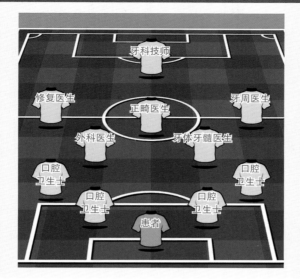

**图11**　多学科协作的牙科治疗好比足球比赛。各司其职并默契配合才能达到良好的治疗结果。但是，哪怕拥有酷炫的得分手段，如果没有强硬的防守，过多失分，患者长久的口腔健康只能是镜花水月。

如此说来，在体育界善于防守的队伍总有一天会成为常胜将军，留下连冠佳绩。作者想起20世纪90年代前后的AC米兰足球队，还有日本职业棒球联赛中20世纪90年代处在黄金时期的西武狮队。NBA（美国职业篮球联赛）的圣安东尼奥马刺队，从21世纪开始保持了近20年的稳定胜率。NFL（美国国家橄榄球联盟）的传统豪强匹兹堡钢铁人队的"钢铁花园"也是久负盛名。这些队伍的防守意识已经非常接近于团队哲学，即使队伍中的选手出现了变化，只要统一防守哲学，新的选手便可以很快融入。然而，想要让团队精神升华到如此高度，需要付出的精力、热忱、时间、人员组建等绝对超乎常人的想象。

本书不是牙周治疗方面的"防守专门书"，而是详述了理念先进且维度更高的治疗术式。但是，无论治疗过程中还是治疗后，假设的前提都是牙周环境处于稳定状态，换言之，几乎所有本书中的技术，其成立的前提条件都是牙周环境有稳定的"防守"。

显微手术，一切风光在险峰，令人沉醉。然而，牙周环境的"防守"却如同竹篓般充满漏洞的话，纵有再高超的外科技术也终将竹篮打水一场空。此为自我训诫，也作为结尾记载于本书的终章。

# 后 记

■2005年，我曾在UCLA（加利福尼亚大学洛杉矶分校）牙学院留学。当时的我已经博士毕业，临床上已能够独当一面，可以独立完成口腔全科工作。这留学的机会还是来得有些迟了。

虽然学生时代，我便依稀有了"去留学"的想法，但一直没有付诸行动。直到我观看了医学会后辈三谷卓士医生推荐的DVD，名为《进阶种植修复》（Advanced Implant Therapy）。当时我已30岁，"去留学"的热血突然沸腾起来。不，与其说是想留学，倒不如说是想成为DVD中术者Sascha A Jovanovic医生的弟子，直接跟他学习种植技术。当时在我眼中，他的手术录像简直是一种视觉冲击。我觉得看的不是牙科视频教材，更像是街舞、滑板、流行文化或体育明星一类的表演，激情四射，赏心悦目，令人心生向往。

"总之，我想跟他学种植修复！"，怀着这颗初心漂洋过海，克服了语言等各种困难，最终我和三谷医生一起，成为Jovanovic医生诊所的一员，获得了大量观摩种植手术的机会，积累了不少经验。在那里，我还遇到了现在的盟友——UCLA的前辈，山中隆平医生。彼时世界著名的临床大师云集于UCLA。比如说在牙周病科的诊室里，我们有机会跟随竹井医生（Henry H. Takei）、Thomas Han等大师直接学习最尖端的治疗技术，实在是太幸运了。那真是一段充实、幸运、充满激情的学习经历，是我人生中浓墨重彩的一笔。

■由于经济上的原因，我不能长期留在UCLA，2006年回日本后至今，我一直在现诊所从事临床工作。但是，回国后我观摩了日本顶级临床专家的显微牙周手术，仿佛受到了另一种冲击。使用显微镜后，手术更精细微创，术后美学效果更好，连手术操作都十分优雅。这正是我一直追寻的技术。如果我是患者，我希望医生使用这样的外科技术给我治疗。所以我无比感动，说是"冲击"实不为过。同时，作为日本的牙科医生，我居然如此后知后觉，实在羞愧难当。

牙周显微外科的泰斗，Dennis A. Shanelec医生是一位美国开业牙科医生，于2019年逝世。据说他从1985年便开始做显微牙周手术了。2000年初发表了他的病例集，即使是在2020年，我依然认为它代表了世界顶尖的技术［请大家参阅 J Esthet Restor Dent 2003；15（7）：402-407］。确实，这些技术并不是发源于日本，应该说是首创于美国。但是，Shanelec医生的日本爱徒们，继承了老师的技术和理念，早在2000年以前便已在日本国内开展相关技术。如果说显微手术是一棵参天大树，那么Shanelec医生便是植树的人，日本的显微外科技术则是这棵树上一条茁壮成长的枝干，比美国的那条更粗壮、枝叶更繁茂。

在诸多前辈的努力下，现在的我们，即使在日本，也能用母语日语学习到原汁原味的世界最高水平的显微牙周手术，我个人也是受益者之一。我陶醉于铃木真名医生的论文和著作，同样沉醉于南昌宏医生的演讲和实操指导，深受两位老师的影响。当然，这两位也是Shanelec医生的爱徒。

■日本的显微牙周技术被认为处于世界领先水平，可以说是幸运的。日本的牙科技师技术在全球有口皆碑，而显微手术医生所需的天赋和灵巧，或许和牙科技师的技术一样，在日本的国民特性和文化中更易锤炼而得。

在互联网已覆盖到世界各个角落的今天，随处可见活跃在世界各地的牙周-种植专科医生的病例和新技术展示，但好像无论如何，日本的顶级医生们也未能与"世界的他们"相提并论，或者说，我认为在日本有很多技术高超的医生，他们依然在不断成长，手术技巧已超过了世界水平。然而，这一点并未得到世界的公认。作为一名在日本孜孜不倦钻研学问的牙科医生，我心有不甘。日本牙科技师因高超技艺早已颇负盛名，而牙科医生享有的名声之差别不啻天地。

■橄榄球运动中有一个名词叫作"tier（级

别）"。英语中直译为"阶层"。橄榄球界根据历史传统和球队强弱程度，用该词为各个球队分组。最顶尖的第1组别包括10个国家-地区的队伍，而日本、萨摩亚、斐济等13个国家的队伍则被分在第2组别。其他所有未在橄榄球世界杯上登场过的队伍则被分在第3组别。每当我在世界各地工作学习的时候，都有一种强烈的切身体会——和橄榄球界一样，牙科学界暗地里也存在着"第1组别""第2组别"这些不成文的差别待遇。

"第1组别"的国家清一色是欧美国家。令人遗憾的现实是，这些国家的牙科医生和学会除了罕见事件以外，几乎不会对"第2组别"国家的学术研究感兴趣。例如，他们只会认为从日本来参会的医生们是一群帮忙坐满学会空位的"英姿飒爽的客人"而已。我已多次遭遇类似场景。大家可能也参加过美国、欧洲的学会特别策划的"日本专场"之类的活动，但里面几乎没有欧美参会者。在一个基本由日本人占据的会场中，日本讲师用英语登台演讲，何等滑稽！哪怕登台的讲师们都是为牙科学领域创造了大量先进成果，且在最高质量的杂志之一《Journal of Dental Research》上论文发表量仅次于美国的日本学界翘楚。

■我们的本质是牙科医生，摘录希波克拉底誓言来说——"尽我们的能力和判断力，为患者做牙科治疗"，这才是牙科医生的唯一使命。不是为了什么日本的牙科医疗事业发展、在海外的地位等，才为患者看牙。这样一想，我便与自己和解了。

话虽如此，在日本学习的牙科医生对本国日渐成熟的牙科技术满怀敬意，担心日本的牙科医疗技术在世界上被低估，这没什么不妥吧。与其说这是反对盲目的欧美崇拜，倒不如说这是我对仍然存在的"扭曲之物"深感无奈而已。在全球化深度推进的今天，我们自由交流信息，已经意识到，比起各国的牙科医疗制度的差异，手术者的技能水平和专业热情才是影响临床水平的真正要素。如今，以"因为是海外""因为是日本"这样的方式来总结问题显然是不合理的，但是"第1组别"和"第2组别"这些高墙，却巍立无声，我甚至觉得比语言壁垒更难打破。

■我对出国很是憧憬，也确实从出国学习的经历中获利不少，但即便如此，我从不会说"日本的牙科晚了多少年"，只想客观地、俯瞰式地分析日本目前所在的位置。而且，我从不会有"海外留学经历使我高人一等"这样的狂悖之言。

我认为，在美国学习不到1年就自称"海归"是相当狂妄的。由于国内的牙科机构过度"内卷"，有些人营销自己的海外留学背景。我不想完全否定这些行为。假如说我在欧美某地长期研学，实际严谨地说，我只是见识了该国某地区的某大学或医院的临床水平。我想说其实谁也不可能真的全方位、深层次分辨出不同国家的优劣，更不必对自己国家的牙科技术妄自菲薄。苏格拉底说过"认识自己的无知，就是最大的智慧"，老子说过"知者不言，言者不知"。不愧是先贤，诚不我欺。

顺便一提，根据日本的《牙科疾病实际情况调查——平成28年》（即2016年），80岁有20颗以上牙齿的人群比例大约为51.2%。《国民健康·营养调查——平成28年》（即2016年）指出过去1年接受牙科检查的人的比例为52.9%，2009年、2012年到2016年连续追踪来看，有显著增加。由此可见，日本的牙科医疗确实在进步。相比之下，公认是"牙科发达国家"的瑞典，虽然有大学医院和地区的统计，但是像这样定期地显示全体国民实际情况的牙科调查则没有。也有可能相关研究数据没有在英文论文上向外界公开。但无论如何，只要没有依照时间轴的纵向研究数据做参考，日本与瑞典两国的实情难以比较，更不用说与幅员辽阔又文化多元的美国去比较了。

■本书以"新时代牙周外科"为题。当然，我完全不认为自己拥有象征新时代的超凡能力，也不是因为书里记载的术式都是我的独门绝技。"新时代"一词，是因为日本牙周外科技术传承，正发生历史性的巨大变化。

迄今为止最顶尖的牙周外科技术大多是通过"海外→日本"这样的路径来传播的。只有显微牙周外科独树一帜，这一技术在国内被熟用显微镜的医生凝练后，以"日本→日本"的形式被不断改良升级并传承下来。这便是我所说的新时代。当然，显微技术本身也给牙周治疗领域带来了范式转换，它是新时代的话题之一，值得我郑重推介。显微手术，减少了对患者的伤害，促进了手术部位的愈合，实现了符合生物学和美学的治疗结果。这不仅应是Shanelec医生的爱徒们的使命，也是我们这些不能直接受教于Shanelec医生的年轻一代牙科医生的追求，为此我选择了"新时代"这一充满希冀的关键词，并且为了顺应时代的需求，我在本书中汇集了大量的科学依据供大家参阅。

另外，哪怕真算我的独门秘籍，依然会倾囊相授，毫无保留。本书刊登了大量临床照片，也尽可能附上绘图，详细阐述了显微牙周外科从基础到进阶的技术。并且，作为"读物"，我希望读者能享受阅读，所以经常站在读者的视角校对原稿。目前市面上常见的牙科成书，都是以图片解说为中心、堆砌成段，这无可厚非，但我恳切希望看我书的读者们不要只看图片，也看看正文的内容吧！在读完这本书之后，如果激起大家对牙周手术和显微外科的兴趣，我也就得偿所愿了。希望这本书能对大家的日常临床工作有所帮助，也梦想着牙周显微手术通过"日本→海外"这一相反路径来迎接"新时代"的到来，终于要写到这冗长后记的末尾了（译

者注：不但专业相关的正文颇值得研读，佐藤医生每章后的专栏都非常有益且有趣，译者在阅读的时候每每热泪盈眶，大受启发与感动）。

■虽然拙书为单一著者成书，但除了正文中介绍的几位老师以外，还有更多人在幕后支持，才得以成著。他们是：一起创立研究小组"Club GP"、一路同甘共苦的挚友大西清知老师、前辈铃木秀典老师，一直给我以启发和激励的松本卓也老师、竹中洋平老师、吉崎信也老师、山田理人老师，收集参考文献的泽田启吾老师，协助摄影的中谷早希老师、相见礼子老师、松冈隆老师，"Club GP"的老朋友，与我同时代的雨宫启老师、矢崎隆信老师，本院老搭档胜田麻爱老师，在我最艰难的时候给予指引的末濑一彦老师，忍受了我的偏执的精萃出版社的多田裕树老师、大和田惠佑老师。最后，本书中的修复体几乎都是由已合作了20年的技师伙伴辻龙司老师制作的，另外，如果没有本院工作人员的强力辅助，是无论如何也做不成显微牙周手术的，在此一并致谢。我最想感谢的是我的妻子佐藤望，这本书若是如期送达的话，咱们就带着可爱的孩子们，一起去旅行吧。

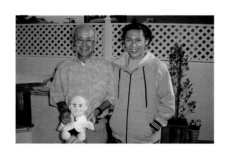

▲ 留学中的我与竹井医生。

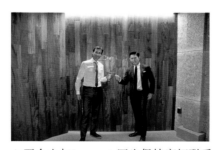

▲ 至今也与Jovanovic医生保持密切联系。

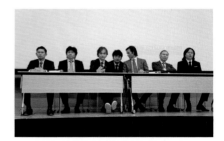

▲ 致力于向海外传播日本牙科临床相关工作。

# 作者简介

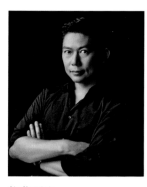

佐藤琢也
Satoh Takuya, D.D.S, Ph.D

■所属

サトウ歯科・デンタルインプラントセンター大阪
Dental Implant Center of Osaka

■略歴

1998年　大阪歯科大学　卒業，大阪大学歯学部附属病院口腔総合診療部　入局
2003年　大阪大学大学院 歯学研究科 博士課程修了（歯学博士）
2005年　UCLA（カリフォルニア大学ロサンゼルス校）プリセプターコース　履修
2006年　サトウ歯科・デンタルインプラントセンター大阪　開院
2009年　医療法人俊慈会　理事長
2018年　Club GP研修センター　開設

■所属・認定医など

Club GP　代表
日本口腔インプラント学会　会員，専門医
日本補綴歯科学会　会員，専門医
日本歯科審美学会　会員，代議員，認定医
日本デジタル歯科学会　会員，代議員
日本顕微鏡歯科学会　会員
European Association for Osseointegration　会員
大阪口腔インプラント研究会　研修施設講師

【プロフィール】

　1998年，大阪歯科大学卒業後，大阪大学歯学部附属病院総合診療部に入局．翌年，大阪大学大学院に進み，インプラントの臨床，研究に携わる．

　2003年に学位（歯学博士）を取得．

　2001年の大学院在籍中より若手歯科医師のスタディーグループ「Club GP」を設立．以後，その活動は大きなムーブメントとなり，現在も多くの歯科医師らの歯科医学の研鑽の場として活用されている．大阪大学退職後の2005年，UCLA（カリフォルニア大学ロサンゼルス校）に留学し，インプラントや骨再生治療の分野で世界的に著名なDr. Sascha Jovanovicに師事．帰国後に「サトウ歯科・デンタルインプラントセンター大阪」を開設する．

　以来，患者への専門的なインプラント治療だけでなく，歯科医師を対象とした講演会活動や歯科専門誌への執筆，学術論文の翻訳なども多数行っている．

　また，インプラントや審美に関連する学術大会や症例発表のコンペティションにおいても数々の受賞，入賞を果たし，その治療技術は海外でも高く評価され，米国，中国，オーストラリア，シンガポール，香港，台湾などの各国で技術指導や講演のために招待されている．

　2018年にはマイクロスコープを常設したClub GP研修センターを開設．現在もClub GPの活動を通じて後進の育成や科学的根拠にもとづいた治療の普及に尽力している．

# 译者简介

## 主译

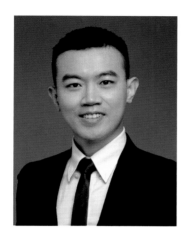

吕　达
北京大学牙周病学博士
友睦口腔牙周专科医生
中华口腔医学会牙周病学专业委员会委员

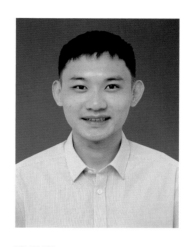

张泓灏
日本大阪齿科大学口腔修复学博士
中山市口腔医院口腔种植科医师
日本牙周病学会、日本临床牙周病学会会员
Club GP会员

## 副主译

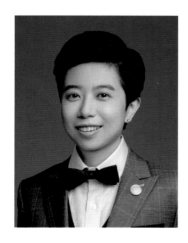

王晓歌
南京医科大学口腔医学学士
暨南大学口腔医学硕士
莲之花口腔牙周专科医生
中华口腔医学会牙周病学专业委员会会员

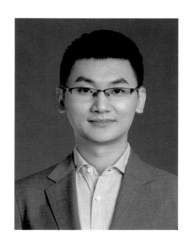

张海东
北京大学牙周病学博士
北京大学口腔医院牙周科主治医师